U0307357

李时珍

《本草纲目》

500年大事年谱

王　剑　梅全喜　编著

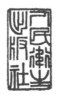

本草綱目序

紀稱望龍光知古劍覘寶氣辯明珠

故洋實商羊非天明莫洞厥後博物

稱華辯字稱康杬寶玉稱倚頓亦僅

僅晨逞迅楚斷陽李君東璧一日過

守奄山園謁予留飲數日予窺其人

晬然貌也癯然身也津津然譚議也

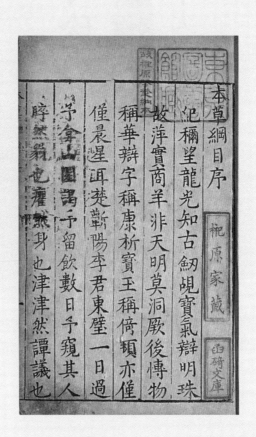

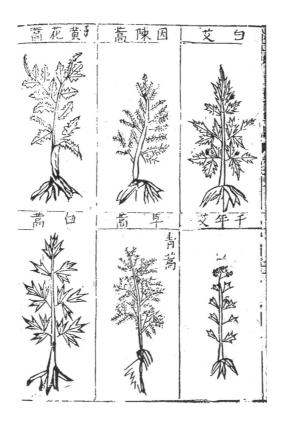

本草綱目序

紀稱望龍光知古劍觀寶氣辯明珠

故萍實商羊非天明莫洞厥後博物

稱華辯字稱康析寶玉稱帝頗亦僅

僅晨星耳楚蘄陽李君東璧一日過

予弇山園謁予留飲數日子窺其人

晬然貌也癯然身也津津然譚議也

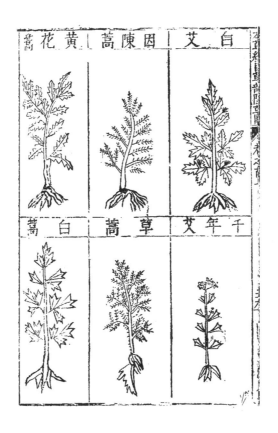

本草綱目序

紀稱望龍光知古劍

覘寶氣辯明珠故萍

實商羊非天明莫洞

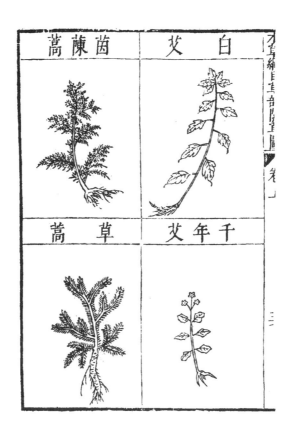

茵蔯蒿　　白艾

草蒿　　千年艾

本草綱目原序

紀稱望龍光知古劍覘寶氣辯明珠故萍實商羊非

天明莫洞厥後博物稱華辯字稱康析寶玉稱倚頓

亦僅僅晨星耳楚蘄陽李君東璧一日過予弇山園

謁予留飲數日予窺其人晬然貌也癯然身也津津

然譚議也真北斗以南一人解其裝無長物有本草

綱目數十卷謂予曰時珍荊楚鄙人也幼多羸疾質

成鈍椎長耽典籍若啖蔗飴遂漁獵群書搜羅百氏

凡子史經傳聲韻農圃醫卜星相樂府諸家稍有得

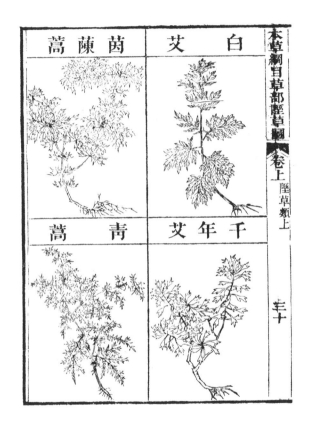

茵陳蒿　白艾

青蒿　千年艾

本草綱目草部隰草圖　卷上　隰草類上

卅十

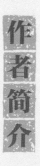

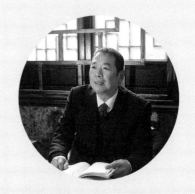

王剑，男，1963 年 10 月生，湖北蕲春人，1985 年毕业于湖北中医学院（现湖北中医药大学）中药专业，现任湖北中医药大学李时珍研究所所长、中医药文化研究中心主任，教授，主任中药师，执业中药师。1996 年参与创建由中国中医药学会批准的国家级"中国中医药学会李时珍学术思想研究会"，并担任第一、二届副主任委员兼秘书长，曾担任过蕲春县李时珍中医药研究所所长，兼任中华医学会医史学分会委员、中国药学会药史学专业委员会委员、湖北省中医药学会李时珍研究分会副主任委员、《中药材》及《时珍国医国药》杂志编委。

主编或编著的著作有：《李时珍大传》《李时珍医方大全》《医圣李时珍秘方大典》《李时珍学术研究》《世界文化名人李时珍》《名医李时珍抗衰老良方》《名医李时珍治内科病妙方》《名医李时珍治外科、骨伤科病妙方》《名医李时珍治妇科、儿科病妙方》《名医李时珍治五官科病妙方》《名医李时珍治皮肤科病妙方》《蕲州药志》《鄂东四大名医》《本草纲目补正》《家庭强身益寿酒菜》《家庭滋补药酒》《美味滋补家常菜谱》《美味滋补家常食品》《美味滋补家常饮品》《中华抗衰老良方》等 20 多部。发表李时珍及其《本草纲目》学术研究论文 30 多篇，主持筹办国际及国家级李时珍《本草纲目》学术研讨会议 5 次。

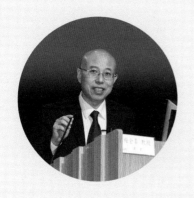

梅全喜，男，1962 年 5 月生，湖北蕲春人，1982 年毕业于湖北中医学院（现湖北中医药大学）中药专业，现任广州中医药大学附属中山中医院科教科科长、药学部中药临床药学重点学科带头人，教授、主任中药师、博士生导师。兼任全国高等学校中药临床药学专业创新教材建设指导委员会主任委员、中华中医药学会李时珍学术研究会副主任委员、国家中药产业技术创新战略联盟艾产业化联盟副理事长、中国中医药信息研究会葛洪研究会副主任委员、李时珍中医药教育基金会理事长、广东省执业药师协会副会长、广东省药学会药学史分会主任委员、广东省中医药学会中药专业委员会副主任委员、广东省药理学会中药药理专业委员会副主任委员、《时珍国医国药》杂志编委会主任、《亚太传统医药》杂志编委会副主任、《中国药房》《中国药师》和《中国医院用药评价与分析》杂志副主编、《岭南药学史》杂志主编、《中药材》《中国药业》《中国合理用药探索》《今日药学》《抗感染药学》等多家医药期刊杂志编委。

梅全喜教授长期从事医院中药临床药学、地产药材研究及药学史（主要是李时珍《本草纲目》及葛洪《肘后备急方》）研究工作，先后带教研究生 15 名，研制出医药新产品十多项，获国家发明专利 6 项，获省、市科技进步奖十多项。主编出版《本草纲目补正》《葛洪医药研究集成》《蕲州药志》《艾叶的研究与应用》《中药临床药学导论》等学术专著及教材 40 多部，在国内外医药杂志上公开发表专业论文 300 多篇。

（世界著名的医药史研究专家、德国慕尼黑大学文树德教授为本书题字）

In 2018, China and the rest of the world will celebrate the 500th birthday of Li Shizhen, the most well-known Chinese natural scientist, physician and expert in materia medica in pre-modern times. It is with sincere admiration that I look at the results of their research, published by Prof. Wang Jian and Prof. Mei Quanxi, on Li Shizhen's life and the long-lasting after-effects of his encyclopedia Bencao gangmu! This will be an invaluable contribution to further studies, and is greatly appreciated by all those who are interested in the historical achievements by Li Shizhen in particular and by Chinese naturalists in general.

Paul U. Unschuld

Berlin, 25 November 2017

文树德教授题字的译文：

　　中国和世界其他国家将在 2018 年庆祝中国最为蜚声世界的古代自然科学家、医药学家李时珍 500 周年诞辰。本人对王剑教授和梅全喜教授的研究成果致以诚挚的赞赏，他们编著的"李时珍《本草纲目》500 年大事年谱"一书对于进一步开展李时珍及《本草纲目》的研究将是无价的贡献；并必将受到那些对李时珍的历史性成就感兴趣的人们，以及中国众多的专家学者们的深深赏识。

文树德

2017 年 11 月 25 日于柏林

（甄艳译，蔡景峰校）

序
一

    在李时珍诞辰 500 周年之际，王剑、梅全喜两位教授适时地撰写了《李时珍〈本草纲目〉500 年大事年谱》（以下简称《大事年谱》）。

    王、梅二位教授都是李时珍的家乡人，亦即湖北蕲春人。梅全喜从湖北中医学院（现湖北中医药大学）中药系毕业的次年（1983），蕲春召开了"纪念李时珍逝世三百九十周年学术讨论会"。这次盛会使他深深感受到李时珍研究事业的重大意义。稍后数年，他的校友王剑也毕业返乡，积极投身于李时珍研究。两位年轻的研究者激情满怀，倾心投入，各自取得了许多研究成果，并先后担任过蕲春县李时珍中医药研究所所长（王剑至今仍担任湖北中医药大学李时珍研究所所长）。值得称赞的是，他们的眼光并没有局限于个人研究范围，还兼顾记录、蒐集与总结李时珍与《本草纲目》的研究进展与相关大事。这几十年间，正是凭借着李时珍研究的因缘，使我们之间结下了深厚的友谊，互相关注着对方的研究进展。

    我们知道，梅全喜教授在 1989 年就曾在《杏苑中医文献杂志》上发表"建国以来纪念李时珍活动大事记"。此后梅全喜、王剑又联袂发表"二十年来纪念李时珍活动大事记"（1983-2002）。2012年，梅全喜教授又应邀赴日本，做了题为"新中国成立以来纪念李时珍研究史——60年来的活动"的报告。王剑教授则在1996年主编了《李时珍学术研究》，第一次将此前全国学术会议论文遴选成册。嗣后王剑又主编了《世界文化名人李时珍》（2001）、《李时珍大传》（2011）等多部著作。由此可见，王、梅二教授对李时珍及《本草纲目》整个的研究动态持之以恒地予以关注，这为他们撰成这本《大事年谱》打下了坚实的基础。

"年谱"是一类按年月为序记载某人生平事迹的著作。但王、梅所撰《大事年谱》的"谱主"与时间跨度均与众不同。此书既囊括了李时珍76年的生平事迹，又包含了《本草纲目》问世420多年的重要版本传承、受其影响的后续本草发展，以及在中国及世界范围东被西渐的历史。此外，进入近现代以来，举凡李时珍与《本草纲目》的各种研究活动、重要研究成果、与之相关的各种大事（如纪念建筑、陵园及管理机构、研究机构、学会及相关学术团体、报刊杂志、国际交流、药业及商业活动、邮票及纪念币的发行、影视节目……），无不收入该书，内容极为丰富，信息量非常大。

　　编纂这样的《大事年谱》，必须全面掌握这 500 年间相关的各种史志、地志、文集中的相关记载，以及与《本草纲目》版本及流传相关的数以百计的古今典籍，还必须关注当代数以千计的相关论文、报道等资料。没有长期的积累是无法完成这样一部《大事年谱》的。王、梅二位教授生于蕲春、长于蕲春，又有在蕲春从事李时珍研究工作的经历，故而熟知李时珍陵园、李时珍纪念馆、李时珍研究所、李时珍医院等相关机构建成的历史与现状，在蕲春举行过的许多纪念活动等等，这是他们所具有的地利条件。他们又都是亲身从事研究工作，活跃在李时珍研究领域前沿的学者，且在与李时珍研究相关的学术团体中担负重任，故能广交天下同道。因此他们又借助"人和"的机缘，得以了解国内外许多正在进行的有关《本草纲目》的最新研究进展。由此可知，这本《大事年谱》在反映古今中外有关李时珍与《本草纲目》的研究方面具有极高的学术价值。

　　该书既名《大事年谱》，自然要采用年谱体例。所以该书正文分明代、清代、民国时期、新中国成立后四个部分，纵向按时序介绍李时珍与《本草纲目》500年间的各种大事。书后附有主题词索引，以利于检索相关的人物、机构、事件、书籍、论文、建筑等名称。此索引与正文纵横交错，可以进一步提高年谱的学术参考价值。

德国医史学家文树德教授在为该书的题词中预言："它对于进一步开展李时珍及《本草纲目》的研究将是无价的贡献；并必将受到那些对李时珍的历史性成就感兴趣的人们，以及中国众多的专家学者们的深深赏识。"我们很同意文树德教授的意见，故乐为之序。

郑金生　张志斌

2018年2月

祭李时珍文

维公元 2018 年医中之圣李公时珍华诞，蕲阳后学湖北中医药大学李时珍研究所王剑教授和广州中医药大学附属中山中医院梅全喜教授至诚至虔，于农历丁酉年腊月二十八日（公元 2018 年 2 月 13 日），肃立于李时珍陵殿前，恭祭我医药圣祖诞辰 500 周年。

其辞曰：

李公时珍，祖庭世医，幼即敦敏，聪悟过常。
长耽典籍，若啖蔗饴，读书十年，不出户堂。
子史经传，乐府诸家，音韵农圃，医卜星相。
立志业医，师从父技，博及群科，穷及四方。
心系黎民，济世施广，不恋朝贵，辞官归乡。
技绍华佗，学超扁鹊，妙手回春，救死留芳。
起沉疗疴，艾灸奇效，德风永拂，医名声响。

李公时珍，伏念本草，关系颇重，责大肩扛。

前贤医典，舛谬差讹，遗漏缺失，事关民康。

誓立宏愿，重修编摩，清源正本，不负众苍。

踏遍神州，涉水远征，攀岩入壑，遍寻野岗。

风餐露宿，深谷暑霜，搜罗百氏，掘新身伤。

辨疑释误，剔伪存真，修讹补缺，遗漏不放。

口嚼苦菅，含尝别性，实察绘制，艰辛倍偿。

岁历三十，书考八百，稿经三易，两千宝藏。

远宗歧黄，汇涵古今，析透脉经，铁砚磨光。

深明药理，究明药相，集简万方，圣手垂章。

博而不繁，详而有要，综核究竟，直窥海沧。

性理精微，格物通典，帝王秘篆，臣民锦囊。

响誉欧美，福荫东方，五洲长仰，恩惠万丈。

伟哉夫子！德昭日月，北斗永耀，泽被荣昌。

中医药界，策马扬鞭，传承而进，风光飙扬。

蕲山凝翠，雨湖流觞，幽环亭阁，蓁蓁芳香。

追思圣贤，陵前仰瞻，伍佰寿诞，四海共襄！

伏惟尚飨！为祷为祈！

前言

　　李时珍，字东璧，号濒湖山人，世称李濒湖，明代蕲州城（今湖北省蕲春县蕲州镇）人。生于明正德十三年（1518年），卒于万历二十一年（1593年）。李时珍"岁历三十稔，书考八百余家，稿凡三易"，编著成划时代科学巨著《本草纲目》。正如明代文学家王世贞在《本草纲目》序中曰："上自坟典，下及传奇，凡有相关，靡不备采。如入金谷之园，种色夺目；如登龙君之宫，宝藏悉陈；如对冰壶玉鉴，毛发可指数也。博而不繁，详而有要，综核究竟，直窥渊海。"并言《本草纲目》："兹岂禁以医书觏哉！实性理之精微，格物之通典。帝王之秘箓，臣民之重宝也。"称李时珍为"真北斗以南一人"。420多年前，王世贞所赞绝非虚言，可以说是恰如其分，毫不为过！

　　2018年是李时珍诞辰500周年，李时珍从其出生到离世，寿长76年，在中国5000年历史文化长河之中，虽然只是短暂的一瞬，但是李时珍的精神和他那部伟大科学著作《本草纲目》对人类的贡献，犹如郭沫若先生所说："造福生民，使多少人延年活命，伟哉夫子，将随民族生命永生！"500年来，李时珍的中医药学术思想就像历史长河中的一座伟大丰碑，光照着医药界的进步与发展，李时珍的《本草纲目》已成为人类社会的一个"取之不尽的知识源泉"。

由于我国 2000 多年来的封建社会官本位思想的影响，李时珍逝世后，在长达 70 多年的时间里，未有任何史志文献记载李时珍的生平概况，直至康熙三年（1664 年）卢纮纂《蕲州志》才在卷十"艺文"中首次收录清代文学家、李时珍的同乡顾景星撰写的"李时珍传"，其后的历代文献史料多简洁摘录。值此李时珍诞辰 500 周年之际，笔者根据历代的史志文献所载"李时珍传"及近代史学家们的考证所得，特别是把《本草纲目》中对考证李时珍生平有价值的记述进行综合梳理，按时序和年谱体例将李时珍一生的大事摘录下来。虽然明代官府对李时珍这样的一位中医药学术奠基人不予重视，但是李时珍所著《本草纲目》则以其巨大的科学实用价值传播到中华大地，同时还远播到世界其他各国，先后被翻译成日、朝、英、法、德、俄、拉丁等多种语言文字。《本草纲目》自 1596 年问世至今已有190 多次翻刻，平均每约 22 年有一次翻刻。在国内如不计节录本、学术研究本、衍生本、科普教育本、整理本等 300 多种，标准全版翻刻本有约 130 次，每约 3.3 年有 1 次翻刻；在国外（包括节译本和全译本）共出版 61 次翻刻，平均每 7 年出版 1 次翻刻。从明代至今，随着时代的进步与发展，其传播速度也在逐渐上升，这对我国中医药学在全世界传播的影响之深不言而喻。世界伟大的科学家达尔文、林奈等一大批欧美科学家的科学成果，无不得益于这部伟大著作的影响。世界上不同的文字、不同的人种、不同的国度里都在传播同一内容的中国李时珍《本草纲目》，这在世界科技文化交流史上是极为罕见的。《本草纲目》就是一幅中医药历史长卷，既承接了明代之前的 2000 多年，又深深地影响着李时珍之后 500 年的医药科学、自然科学的发展历程。直至今日，《本草纲目》作为研究现代中医药科学的基石，依然具有强大的生命力。笔者身为蕲阳后学、李时珍的同乡，怀揣着对李时珍及其《本草纲目》的崇敬，在李时珍诞辰 500 周年之际，收罗海内外有关李时珍《本草纲目》影响所及大事，按时代和年序综合梳理，整理成册，辑成是书。

本书按明代、清代、民国时期和新中国成立至今为序，分四个部分将李时珍的成长历程及其《本草纲目》在海内外传播与影响大事件进行了全面载录；本书还将1664年《蕲州志》和1739年《明史》最早记载的"李时珍传"内容，及"李时珍的生卒时间存疑再考"一文和李时珍家族世系表辑为附录；在全书末尾，列有主题词索引，以便于读者检索。

本书在构思、编写过程中，得到了著名的《本草纲目》研究专家郑金生研究员、张志斌研究员、赵中振教授、肖永芝研究员和德国医史学家文树德教授（Prof. Paul U.Unschuld）、日本医史学家真柳诚教授的支持和指导，蕲春县李时珍纪念馆、李时珍医史文献馆（蕲春县李时珍医院内）以及蕲春县人大常委会主任江勇和蕲春县李时珍健康产业发展委员会办公室干部王晴提供了一些珍贵史料和照片，在此一并表示衷心的感谢。本书内容短小精悍，由于成书仓促，存在不足或错误在所难免，望不吝赐教！

谨以此书献给伟大的医药学家李时珍诞辰500周年。

王剑　梅全喜
戊戌年春节于李时珍故乡

目录

附录

第二章

明代（1518～1644年）

李时珍《本草纲目》大事年谱

公元 1368 年，明太祖朱元璋推翻了元朝末年统治者的残暴统治，建立了中国历史上最后一个由汉族建立的大一统中原封建王朝。朱元璋即位后，采取轻徭薄赋、恢复社会生产等一系列的改良政策，例如促助垦荒、薄定地税、简化商税、奖进循良、确立里甲制、整顿吏治、惩治贪官污吏、恢复科举制度并发扬光大等，这极大地促进了社会经济的恢复和发展，这一时期被称为洪武之治。自 1405 年，明成祖朱棣继位后，开始迁都北平，大规模营建北京，对内继续奉行朱元璋的内政政策，着力发展生产，繁荣了农业和工商业；对外实行积极的外交策略，派郑和下西洋，与各国进行政治经济来往，其舰队规模空前庞大，扩大了明朝对南洋、西洋各国的影响力，明成祖派郑和七次出使西洋，促进了明朝海上的国际贸易。在增长财政收入的同时，明朝将朝贡制度推向巅峰，宣扬了国威和加强了与海外诸国的联系。

　　到了明代中叶以后，明王朝的政治渐失民心，统治阶层渐趋腐化，阶级矛盾与种族矛盾日益尖锐，明朝封建王朝的统治已开始走向没落。特别是自明正德（公元 1506 年）之后，由于统治者官吏腐化，社会腐败，朋党之争，人浮于事，军队涣散，中央陷于瘫痪，整个明朝开始处于病态的混乱和恶性循环之中，加之皇室权贵逸乐好谀，且横征苛役，错过了张居正发起的轰轰烈烈的改革来力挽狂澜，救明王朝即将倾覆之大厦，终无法挽救明王朝之危亡。公元1644年，李自成攻破北京城，明崇祯皇帝自缢于煤山（即景山），结束了明朝276年的历史。

虽然明朝276年的历史，在中国历史长河中并不算长，历经由盛而衰，由强而弱，直到灭亡。但明朝前期的农业呈现出了粮食生产的专业化、商业化趋势，并在较短的时间完成了宋代手工业从官营到明代初期的私营演变，这在一定程度上解放了明初社会生产力。特别是王阳明继承陆九渊的"心学"并发扬光大，肯定人的主体性地位，将"人"的主动性放在学说的重心，提出了"百姓日用即道"，表现出了追求个体价值的思想萌芽。这些哲学思想在明代早期表现较为突出，从而有益于科学文化事业的进步。例如朱棣令编百科全书《永乐大典》，解缙率三千文人在三年内即告完成，字数在三亿七千多万，引书达七八千种；中国历史上的四大名著的三部《西游记》《水浒传》《三国演义》与小说《金瓶梅》出自于明朝；还有俞宗本撰著的《种树书》、马一龙编著的《农说》、屠本畯编写的现存最早海洋生物专著《闽中海错疏》、喻本元、喻本亨兄弟编写的著名兽医学著作《元亨疗马集》、赵函编著的《植品》、徐光启撰写的《农政全书》等成果正是科学文化事业进步的体现。在中医药事业方面，朱元璋即位后，对太医院进行了改革，朱棣迁都后加强了为皇家服务的医药机构太医院的建设，据载明代初期的太医院下设"生药库、惠民局""凡药，辨其土宜，择其良恶，慎其条制而用之，四方解纳药品，院官收贮生药库。""凡收四方贡献名药及储蓄药品，奉御一人掌之。"并在全国各地开始加强医药机构设置，"外府州县置惠民药局。边关卫所及人聚处，各设医生、医士、医官，俱由本院试遣。岁终，会察其功过，而殿最之，以凭黜陟。""洪武三年，置惠民药局，府设提领，州县设医官。凡军民之贫病者，给之医药。"更为重要的是明代初期还加强了医药法制建设，据《鼎镌钦颁辨疑例昭代王章·刑律》记载："凡庸医为人用药，针刺误，不依本方因而致死者，责令别医辨验药饵、穴道。"对太医院的医士还要进行"省试考规定"："其法考校医经，辨验药味，合试经书。"明代初期的这些机构设置和建设，虽然打下了封建帝制的烙印，但是对明代中后期中医药事业的发展起到良好的促进作用，涌现出了一大批各学派医家，医行药至，中医学的发展最直接的作用是促进中药学的发展。本草学在这时期的发展达到了我国历史上的最高水平，产生了诸如李时珍等具有深远影响的本草学家。

李时珍生于明代正德十三年（1518），卒于明代万历二十一年（1593）。李时珍生活的这个时期属于我国 16 世纪的明代中叶后期，李时珍经历了正德、嘉靖、隆庆、万历四代帝王统治。此时的中国，资本主义萌芽已开始从绵延两千多年的封建社会土壤环境中滋生，给李时珍的成长既造成了种种困境，也提供了某些有利的条件，李时珍在没有得到明朝官府任何支持和帮助下，仅凭一己之力，"岁历三十年，书考八百余家，稿凡三易"而撰著出划时代科学巨著《本草纲目》，该书的写成绝不是偶然，更不是单单依靠李时珍的天才创造出来的，它的形成不可能独立于中华文化发展轨迹之外，与当时的历史文化背景及我国科学文化发展的总体水平有密切的关系。李时珍能在这种社会文化氛围中脱颖而出，充分显示出了中华文化的巨大潜力。《本草纲目》刚一问世出版，在明代末期不到 50 年的时间内，就以其巨大的医药学价值和科技价值在国内进行广泛翻刊，还迅速传播到日本，并在日本掀起了学习和研究热潮。

值此李时珍诞辰 500 周年（即 1518~2018 年）之际，根据有关史料的记载和有关学者的研究成果，自明代 1518~1644 年间，将李时珍 76 年生命历程及其《本草纲目》自金陵版出版后 48 年间的传播与影响大事载录如下：

1518 年： 明武宗正德十三年，李时珍出生，时年一岁。

诞生于湖广蕲州（今湖北省蕲春县蕲州镇）一个世医家庭。
此时的蕲州府，辖周边五县，明仁宗朱高炽六子朱瞻堈被封
荆宪王，设蕲州为荆王府。景象繁华，医药发达。

李时珍家住蕲州东瓦屑坝。父名言闻，字子郁，号月池，是
当地名医，著作有《四诊发明》八卷、《人参传》二卷、《艾
叶传》（一名《蕲艾传》）一卷、《痘疹证治》《医学八脉注》
和《四言举要》；母亲张氏；哥哥李果珍；姐姐（或妹妹）
李氏（后嫁柳家）。李氏家族在蕲州世代业医，子承父业。

1519 年： 明武宗正德十四年，李时珍时年两岁。

幼年时期一直体弱多病。李时珍后求序于王世贞时自云"幼
多羸疾，质成钝椎"，正是指此时。

1522 年： 明世宗嘉靖元年，李时珍时年五岁。

郝守正考中举人。此后时珍在《本草纲目》中提及他，载曰：
"吾蕲郝知府自负知医，因病风癣，服草乌头、木鳖子药过多，
甫入腹而麻痹，遂至不救。"此事在小小时珍心中打下了深
深的烙印。

1531 年： 明嘉靖十年，李时珍时年十四岁。

"长耽典籍，若啖蔗饴"，轻松考中秀才，即"补诸生"。

1532 年： 明嘉靖十一年，李时珍时年十五岁。

少年时期由于嗜食胡椒子，年年引起目疾。此后逐渐觉察到
嗜食的害处。在戒食后，目疾不再发作。时珍后在其《本草

纲目》载云："时珍自少嗜之，岁岁病目，而不疑及也。后渐知其弊，遂痛绝之，目病亦止。"少年时珍从而"好读医书"，深感医药之奥妙。

1534 年：　明嘉靖十三年，李时珍时年十七岁。

第一次赴武昌（今湖北省武汉市）参加乡试，结果落第而归。

1537 年：　明嘉靖十六年，李时珍时年二十岁。

取表字为"东璧"。因感冒咳嗽而致骨蒸发热，经其父李言闻用一味黄芩汤治愈。此前已结婚，妻子吴氏。第二次赴武昌参加乡试，仍然落选。

时珍后在其《本草纲目》明确载述："予年二十时，因感冒咳嗽既久，且犯戒，遂病骨蒸发热，肤如火燎，每日吐痰碗许，暑月烦渴，寝食几废，六脉浮洪。遍服柴胡、麦门冬、荆沥诸药，月余益剧，皆以为必死矣。先君偶思李东垣治肺热如火燎，烦躁引饮而昼盛者，气分热也。宜一味黄芩汤，以泻肺经气分之火。遂按方用片芩一两，水二钟，煎一钟，顿服。次日身热尽退，而痰嗽皆愈。药中肯綮，如鼓应桴，医中之妙，有如此哉"。此时的李时珍对"医中之妙"逐渐有了浓厚的兴趣。

1540 年：　明嘉靖十九年，李时珍时年二十三岁。

第三次赴武昌参加乡试，仍未及弟，此后就放弃科举，阅读多种文史哲等方面的书籍，钻研医药学，选择医生作为职业。见蕲州知州马惟孝屠宰一头黄牛获得酢答，此后查阅陶宗仪《辍耕录》进行考证。此时的李时珍具有一颗强烈的好奇心和旺盛的求知欲。

1541 年： 明嘉靖二十年，李时珍时年二十四岁。

由于爱好医药，喜读医药典籍，善于遣方用药，辨证论治，医术令人折服，此时开始正式行医，此后其治验医案屡见记载于《本草纲目》之中。

1542 年： 明嘉靖二十一年，李时珍时年二十五岁。

治愈富顺王朱厚焜嫡子之病。

此时李时珍博洽经史，学识渊博，把深厚的儒学素养与医药理论有机结合，加之其父李言闻的悉心传授，其医术水平大长，治病救疾得心应手。

1543 年： 明嘉靖二十二年，李时珍时年二十六岁。

接受楚愍王朱显榕聘请，任楚王府奉祠正，并且兼管良医所事务。其间治愈楚愍王世子朱英燿的病。

1544 年： 明嘉靖二十三年，李时珍时年二十七岁。

经朱显榕推荐，去北京太医院任职。在太医院了解到皇上迷恋"长生不老之药"。在御药库、寿药房、药王庙收集医籍本草文献资料，发现药王庙中供奉一座针灸铜人。在太医院的书库看到了"上自坟典，下及传奇"的各类书籍。

1546 年： 明嘉靖二十五年，李时珍时年二十九岁。

"伏念本草一书，关系颇重，注解群氏，谬误亦多"看到历代本草"第其中舛谬差讹遗漏不可枚数"，此时开始树立重修本草之志，"乃敢奋编摩之志，僭纂述之权"。

1549 年： 明嘉靖二十八年，李时珍时年三十二岁。

辞去太医院的职务，返回蕲州。归途中，向驿卒打听到用旋覆花根煎汤"可补损伤"。

此前，用小续命汤治愈一个锦衣卫的病；见京城有所谓"通治百病"的一粒金丹出售，此后在《本草纲目》中指出这是"方伎家之术"；了解到北京居民食用的"闭瓮菜"是将芜菁"以瓶腌藏"而制成的；注意到北京开始栽培南瓜。

正是此年间，其父李言闻中岁贡生。

1550 年： 明嘉靖二十九年，李时珍时年三十三岁。

在家乡行医，治愈许多病人。优待贫苦百姓，免费治疗和施药，"千里就药于门，立活不取值"。

收集到一个名为"世传白花蛇酒"的方子。此后著《濒湖集简方》，收载了这个方子。

1552 年： 明嘉靖三十一年，李时珍时年三十五岁。

此前，发现《神农本草经》《本草经集注》《新修本草》《蜀本草》《开宝本草》《嘉祐本草》《本草图经》《证类本草》和《本草衍义》等前代药物学专著中的一些记载并不完全可信，有的分类不清，有的疗效不显，有的掺杂迷信成分；另外，在这些书籍刊行之后，又发现了许多新的药物。鉴于这些情况，决心对古代的药物学书籍进行一次整理、增补和修订。从本年起查阅和收集大量的文献资料，考察和研究药物，开始集中全力纂辑《本草纲目》。

1554 年：　明嘉靖三十三年，李时珍时年三十七岁。

用杀虫治癖药丸治愈朱厚焜的一个孙子的病。

时珍在《本草纲目》中载曰："我明宗室富顺王一孙，嗜灯花，但闻其气，即哭索不已。时珍诊之，曰：此癖也。以杀虫治癖之药丸服，一料而愈。"

1562 年：　明嘉靖四十一年，李时珍时年四十五岁。

5 月 22 日，鄂县方士王金向明世宗朱厚熜献五色芝，而被授太医院御医，《本草纲目》中记载此事，云："又方士以木积湿处，用药傅之，即生五色芝。嘉靖中王金尝生以献世宗。"

1564 年：　明嘉靖四十三年，李时珍时年四十七岁。

1 月 28 日（上元日，阴历正月十五日），著成《濒湖脉学》。此前已自号"濒湖山人"，并将寓所题名为"莲所馆"。"先考月池翁著《四诊发明》八卷，皆精诣奥室，浅学未能窥造。珍因撮粹撷华，僭撰此书，以便习读，为脉指南云云。明嘉靖甲子元日，谨书于濒湖莲所。"

同年，长子李建中考中举人。"李建中，字龙源，时珍子。性至孝，十岁能文，十二为诸生"。

父亲李言闻于此前去世，详细时间待考。

2 月，"陕西游僧武如香，挟妖术至昌黎县民张柱家，见其妻美。设饭间，呼其全家同坐，将红散入饭内食之。少顷举家昏迷，任其奸污。复将魇法吹入柱耳中。柱发狂惑，见举家皆是妖鬼，尽行杀死，凡一十六人，并无血迹。官司执柱囚之。十余日柱吐痰二碗许，闻其故，乃知所杀者皆其父母兄嫂妻子姊侄也。柱与如香皆论死。世宗肃皇帝命榜示天下。"李时珍收载此案并分析曰"观此妖药，亦是莨菪之流尔。方其痰迷之时，视人皆鬼矣。解之之法，可不知乎？"

1567 年： 明穆宗隆庆元年，李时珍时年五十岁。

秋天，刘世儒到蕲州，时珍作《赠言》一首送他。全诗是："雪湖点缀自神通，题品吟坛动巨公。欲写花笺寄姚溆，画梅诗句冠江东。"此前，明代理学大家顾日岩（名问，字子承）在阳明书院讲学。李时珍拜顾问为老师，学理学，以补自身儒学之不足。

此时，是李时珍编撰《本草纲目》最为紧张的时期，开始"渔猎群书，搜罗百氏。凡子史经传，声韵农圃，医卜星相，乐府诸家，稍有得处，辄著数言"，且进行科学整理，"复者芟之，阙者缉之，讹者绳之。"

1570 年： 明隆庆四年，李时珍时年五十三岁。

顾问之弟顾阙数年前"远行，汗后渡水，遂成骨痹痿蹷"，本年病重去世。《本草纲目》中记载此事。

1571 年： 明隆庆五年，李时珍时年五十四岁。

"隆庆五年二月，唐山县民妇有孕，左胁肿起。儿从胁生，俱无恙"。"夏秋大火，蕲、黄濒江之地，鼢鼠遍野"。《本草纲目》中记载此二事。

1572 年： 明隆庆六年，李时珍时年五十五岁。

著成《奇经八脉考》，吴哲为此书作序。云："奇经八脉，闻之旧矣，而不解其奥。今读濒湖李君《八脉考》，原委精群，经络贯彻，顿觉蒙开塞决，胸次豁然。隆庆壬申中秋日，道南吴哲拜题。"

1573 年： 明神宗万历元年，李时珍时年五十六岁。

1 月 11 日，和哥哥李果珍一起为父亲李言闻、母亲张氏立墓碑。在李言闻夫妇合葬墓碑上有"隆庆壬申十二月庚申日立石"之文字，按现在公历即为 1573 年 1 月 11 日。

1575 年： 明万历三年，李时珍时年五十八岁。

子李建中任四川蓬溪县（今四川省蓬溪县）知县。此前他曾担任过河南光山县（今河南省光山县）教谕。

1577 年： 明万历五年，李时珍时年六十岁。

河南左参政吴国伦因考核不合格被罢官，回到故乡兴国（今湖北省阳新县）。时珍作《吴明卿自河南大参归里》一首安慰他。全诗是："青琐名藩三十年，虫沙猿鹤总堪怜。久孤兰杜山中待，谁遣文章海内传？白雪诗歌千古调，清尊日醉五湖船。鲈鱼味美秋风起，好约同游访洞天"。

同年 7 月 7 日即万历丁丑小暑，顾问为《奇经八脉考》作序。

1578 年： 明万历六年，李时珍时年六十一岁。

"始于嘉靖壬子，终于万历戊寅"，经过三次大规模修改，写定《本草纲目》。"稿凡三易，分为五十二卷，列为一十六部，部各分类，类凡六十，以类为纲，以药为目，增药三百七十四种，方八千一百六十。"学生庞宪协助撰述《本草纲目》。

1579 年： 明万历七年，李时珍时年六十二岁。

经长子李建中请封，受封文林郎、四川蓬溪县知县。

1580 年： 明万历八年，李时珍时年六十三岁。

10 月 17 日（阴历九月九日）赴太仓州（今江苏省太仓县）弇山园拜访王世贞，请他为《本草纲目》撰写序言。在弇山园中住了数天。王世贞作一首诗相赠。全诗是："李叟维肖直塘树，便睹仙真跨龙去，却出青囊肘后书，似求玄晏先生序。华阳真逸临欲仙，误注《本草》迟十年，何如但附贤郎舄，羊角横博上九天。"

1587 年： 明万历十五年，李时珍时年七十岁。

长子李建中提升为云南永昌府通判，因双亲年老，没有赴任，返回故乡蕲州。

1590 年： 明万历十八年，李时珍时年七十三岁。

2 月 19 日（上元日，阴历正月十五日）：王世贞为《本草纲目》作序。

王世贞在序中开言："纪称：望龙光知古剑，觇宝气辨明珠。"又称"予窥其人，晬然貌也，癯然身也，津津然谭议也，真北斗以南一人。"并云："上自坟典，下及传奇，凡有相关，靡不备采。如入金谷之园，种色夺目；如登龙君之宫，宝藏悉陈；如对冰壶玉鉴，毛发可指数也。博而不繁，详而有要，综核究竟，直窥渊海。兹岂禁以医书觏哉，实性理之精微，格物之通典，帝王之秘箓，臣民之重宝也。"

同年：金陵书商胡承龙先生承接李时珍的《本草纲目》书稿，开始刊刻《本草纲目》。

1593 年：　明万历二十一年，李时珍时年七十六岁。

写成《遗表》，嘱咐次子李建元上报皇帝。

逝世，葬于蕲州东门外的雨湖之滨竹林湖畔。

9 月 11 日（阴历八月十五日），子建中、建元和建方立墓碑，碑文是："明敕封文林郎显考李公濒湖、孺人显妣李门吴氏之墓"。

1596 年：　明万历二十四年，李时珍逝世后第三年。

《本草纲目》首次在金陵南京刊印成功，由胡承龙先生刊行。

同年，李建元进献《本草纲目》及《遗表》。

神宗万历二十四年十一月："湖广蕲州生员李建元奏进《本草纲目》58 套，章下礼部，书留览。"

李建元《进遗书疏》："万历 24 年 11 月进呈，18 日奉圣旨，书留览，礼部知道，钦此。"

1603 年：　明万历三十一年。

由夏良心、张鼎思刊行于江西（后世称为江西本）的《本草纲目》出版。鉴于金陵本"初刻未工，行之不广"，由当时江西巡抚夏良心倡议重刻，由张鼎思主持。刻成之后，又受李时珍同乡临川令袁世振之委托，刻成《濒湖脉学》及《奇经八脉考》两书，均附刊于江西本之后。

同年：梅墅烟萝阁刻本《本草纲目》刻成出版。

同年：日本江户时代的开始，中国版本《本草纲目》的传入，为江户时期日本本草学的发展奠定了基础。在《本草纲目》的影响下，一批著名医药家纷纷登上历史舞台，他们亲自参与翻刻、注解、传授《本草纲目》，或深入野外考察、辨识、种植药物，撰著了大量的本草著作，形成了江户时期传承、利用、研究《本草纲目》的盛况。

1604 年：　明万历三十二年。

官刻本江西本《本草纲目》刻成后，影响大，争购收藏者众多，因印数少难于满足社会需求。江西本《本草纲目》刻成后次年即有江西本复刻本《本草纲目》出现，该本版刻图版大多为江西本原版，部分系初刻而成。

同年：日本庆长庆九年，日本学者林罗山的第三子春斋编集罗山年谱中，附录"既见书目"中记载林罗山所见书目，在其 22 岁时所见 440 余部中有《本草纲目》。

1606 年：　明万历三十四年。

刊刻于湖北武昌的《本草纲目》出版，后世称为湖北本。该本序次为杨道会序、董其昌序、王世贞序、李建元进疏。附刊有《濒湖脉学》和《奇经八脉考》。作序者杨道会时任湖广布政使，而董其昌为明代著名书法家，时任湖广提学副使。该版药图为江西本图二卷，题款亦如江西本。

1607 年：　明万历三十五年。

日本庆长十二年，日本学者林罗山从与中国通商的商埠长崎得到一套中国明刊《本草纲目》。同年，林罗山将《本草纲目》虽献给江户幕府的创建者德川家康。

1608 年：　明万历三十六年。

日本庆长十三年，日本学者曲直濑玄朔根据刚刚传入日本的明版《本草纲目》所载，对其养父曲直濑道三于天正八年完成《能毒》三卷加以修订，以《药性能毒》为名出版了木活字本。曲直濑玄朔在该书跋中言："近本草纲目来朝，予阅之，摭至要之语，复加以增添药品。"

同年：日本学者林道春赴骏府，为德川家康讲《论语三略》，"更与医官研讨医药之事"，并向德川家康首讲《本草纲目》之事。

1612 年：　明万历四十年。

日本庆长十七年，林道春把他从长崎得到的明版《本草纲目》予以摘录并附加训点，写成《多识篇》五卷。目的是便于读者简要地阅读学习《本草纲目》。

1613 年：　明万历四十一年。

朝鲜光海君五年，《本草纲目》开始传入朝鲜，在朝鲜出版了《本草纲目》的简编本。

1604 ～　明万历三十二年至万历四十七年间。

1619 年：　刊刻印行江西本复刻本《本草纲目》，该版图版大多为江西本原版，部分系补刻。后学者称此版为"江西本复刻本"。

1614 年：　明万历四十二年。

日本庆长十九年，日本学者曲直濑玄朔批点《本草纲目》，该书今由日本国立公文书馆内阁文库珍藏。

1619 年：　明万历四十七年。

明末著名医家倪朱谟在其《本草汇言》一书中写道："李氏

濒湖《本草纲目》，该博倍于前人，第书中兼收并列，已尽辨别之功，后贤证验确论，每多重载。"

1610～
1620年
间：

明万历三十八至万历四十八年间。

出版《本草纲目》，具体年代不详。扉页题有"石渠阁重订，本草纲目全书，梅墅烟萝阁藏板"。故又称"梅墅烟萝阁本"。序次为夏良心序、张鼎思叙、王世贞序、李建元进疏。该本《本草纲目》的特点是将药图附刊于各卷正文之首，图版则为江西本图，题款为："敕封文林郎四川蓬溪县知县蕲州李时珍编辑"。

1620年
前后：

明万历至天启年前后。

制锦堂重修《本草纲目》，该本为金陵本原版刊行，有若干补刻及剜改。该本由河南洛阳收藏家晁会元珍藏，属全帙本，经鉴定该本晚于江西本及其后的复刻本。该本已入选《国家珍贵古籍名录》。

1628年：

明崇祯元年。

卢之颐在其《本草乘雅半偈》凡例中称："《纲目》一书，李氏父子，博集精研，近代之笃志本草者无出其右矣。"

同年：王化贞在其编撰《医门普品》的凡例中曰"是书之刻，始于《本草纲目》，故各门之方出于本草者十之七八，不足则旁掇诸名家方以益之。"

1631年：

明崇祯四年。

日本宽永八年，日本学者林道春又谚解其《多识篇》，撰成《新刊多识篇》五卷二册，于京都由书林村上宗信、田中左卫门上梓刊行。此书又称《古今和名本草》。这是日本最早的研究《本草纲目》著作。

1632 年：　明崇祯五年。

安徽人胡正言寄寓南京时，取其斋名为"十竹斋"，胡正言精研六书，长于篆刻，善绘制墨，好刻书，约于崇祯五年间，精刻了《本草纲目》全套。近代本草学家丁济民、赵燏黄等人均提到过此套"十竹斋"本《本草纲目》，但至今未发现此版《本草纲目》原本。

1637 年前后：明崇祯十年前后。

日本宽永十四年，在日本京都由书林野田弥次右卫门刊刻，世称"宽永刊本"或"宽永本"，该本以江西本为底本出版了《本草纲目》52 卷 55 册，并附《奇经八脉考》。

同年：日本书肆野田弥次右卫门根据江西本为底本，刊刻成功《本草纲目》和刻本。这是在日本首次翻刊《本草纲目》，后学者常称此本为"和刻本"，此本在日本广为流行。

1640 年：　明崇祯十三年。

武林钱蔚起以江西本为底本翻刻《本草纲目》于六有堂，该书序例为王世贞序、夏良心序、张鼎思叙、钱蔚起"重刻本草纲目小引"、李建元进疏。序例上题款为："蕲阳李时珍东璧父编辑，武林钱蔚起镜石父校订"。末署"崇祯庚辰仲春之朔，古临钱蔚起镜石父书于六有堂"。后学者称此版《本草纲目》为"武林钱衙本"。它改正了原本不少的错误，但也发生了一些新的错误。这对《本草纲目》附图第一次全面改绘，并请当时最有名望的画工、刻工完成，以改善原图的缺陷，但有的药图失真。

| 1610 ~ | 明万历三十八至崇祯十三年间。 |
| 1640 年： | 刊刻出版《本草纲目》，具体年份不详，世称为"立达堂本"。扉页题作："李时珍先生手著，本草纲目，立达堂藏板"。序次为夏良心序、张鼎思叙、王世贞序、李建元进疏。药图分装于各卷之首，图版同江西本。 |

| 1628 ~ | 明崇祯元年至崇祯十七年间。 |
| 1644 年： | 日本宽永五年至正保元年间，具体年份不详，在日本发现有载"久寿堂本"《本草纲目》流行于海外。经考证，日本学者冈西为人先生在所著的《本草概述》中有云："生若水校定的《新校正本草纲目》例言中曰：纲目一书，明代刊本脱误固多，本衙藏及官版亦不足为正。久寿堂本最精，刻画古雅可观。"可以看出此本最为完善。日本渡边氏见到仙寿院旧藏残本（卷9~16），其书题签上有小字横书"久寿堂"三字，其下为篆字大书"本草纲目"。由此可以推定此版《本草纲目》是1628~1644年间即崇祯年间影刻金陵本而来的。 |

| 1644 年： | 明崇祯十七年，亦即清顺治元年。 |
| | 福建名医肖京著《轩岐救正论》传世，云："《本草纲目》著自濒湖李先生，中多正误发明之妙解，询神农下一人矣。"并言："李言闻之四诊发明，立论玄奥；李濒湖之脉学奇经，解释精详，皆有功于后学，允为当世之指南者也。医而知此，何病不瘳！" |

第二章

清代（1644～1912年）

李时珍《本草纲目》大事年谱

清代是我国的最后一个封建王朝。16世纪末，满族崛起，随后进取中原，定鼎北京，建立了清王朝，把中国封建王朝统治推向了最高峰，出现了为人们讴歌的"康乾盛世"，并以强大的中华帝国屹立在世界东方。

清朝开国时期，努尔哈赤和皇太极父子深谋远虑，依据社会发展和对敌斗争的需要，弃旧革新，使女真社会发生了惊人的变化，从分裂割据到各部统一；从女真诸部到新的满族共同体形成；从部落社会到建立国家政权；从仇视汉人到提倡满汉一体和使用汉官；从重武轻文到振兴文教等，进行自我完善。今天我们客观公正地评价清朝开国史，可以说顺应了历史发展的潮流。

但是清朝到了康乾之后的嘉庆、道光、咸丰时期，封建制度已经步入落日余晖，康乾之后的长期经济萧条，加之吏治腐败，学术僵化守旧，两次鸦片战争和太平天国农民起义等，使中国逐渐步入半殖民地半封建社会。同治、光绪时期，大清帝国已开始走向覆灭之势。到1911年武昌起义，统治中国267年之久的清朝正式退出了历史舞台。

虽然整个清朝267年是由满族统治，但是由于中国传统中医药文化早已根植于中国人的血液之中，中医药早已成为中国人防病治病的主要手段。在清初至鼎盛时期，中医药学进步也是不容抹杀的，可以说是明朝医药盛况的延续。例如清代医药学家们对中医药经典著作的研究，本草学、方剂学、诊断学、医案理学等均比明代更为成熟，这充分说明在清代中医药学传统理论和实践经过长期的历史检验和积淀，已臻于完善和成熟。清代中后期，西学的影响不像清初仅局限于个别传教士，西方科技的刺激变得十分明显，尤其是西方医学对中国的渗透变得比清初更为强烈。那时的人民也有对外来医药学的需求，从此，中西医汇的主张也应运而生。这种新的思想既有解决中医药学家保守思想的一面，也有压抑传统中医药学继承和发展的一面。西方医学在影响中国传统中医药学的同时，中国明代李时珍的《本草纲目》传播到西方反而对西方科技进步与发展的影响更为巨大，《本草纲目》相继传播到亚、欧、美各国，并先后被翻译成日、朝、英、法、德、俄、拉丁等多国文字语言。同时，《本草纲目》在日本江户时代的200~300年间成为日本学者进行科学研究、教学以及医疗实践的重要知识源泉之一，是培养过好几代日本本草学家的标准教材和参考书，对日本古典本草——博物学过渡到近代科学的较长时间的历史发展起到了桥梁作用，充实了日本江户时代的本草和博物学。

值此李时珍诞辰 500 周年（即 1518~2018 年）之际，根据有关史料的记载和有关学者的研究成果，将李时珍《本草纲目》在清代 1644~1911 年共 267 年间的传播与影响大事载录如下：

1647 年： 清顺治四年。

由同文堂刻刊印行《本草纲目》，后学称此版为"同文堂本"《本草纲目》。

1653 年： 清顺治十年。

日本承应二年，日本野田弥次右卫门刊本《本草纲目》再次在日本发行，世称"承应本"，此本药图根据武林钱衙本《本草纲目》作了更改。

同年：在日本京都由书林野田弥次右卫门刊刻，以杭州本为底本出版了《本草纲目》52 卷，插图更精准。

1655 年： 清顺治十二年。

太和堂重刊《本草纲目》，后学称此版为《吴氏重刻本草纲目》。这版《本草纲目》实际是钱蔚起本的原版，经过吴毓昌认真校勘，改正了其中的 200 多处错误，经后学者研究表明新出现的错误不多。

同年：武林吴毓昌以武林钱衙本为底本刊行《本草纲目》于杭州，扉页题作"吴氏重订本草纲目，太和堂藏本"，后学者均称此本为"太和堂本"。序次为王世贞序、夏良心序、张鼎思叙、吴太冲序、吴本泰序、吴毓昌序、李建元进疏。序例上题款为"蕲阳李时珍东璧父编辑，武林吴毓昌玉涵父校订"。此版《本草纲目》与武林钱衙本系同一雕版刷印而成。两版《本草纲目》文字内容，版框行款格式相同，而且两者药图笔法刀刻一致。

1656 年： 清顺治十三年。

波兰教士卜弥格"写过一本小册子"，并在维也纳印行出版，该书实际是将《本草纲目》内几十种植物药译成拉丁文。

1657 年： 清顺治十四年。

芥子园刻印《本草纲目》，书名页题：绣绘全图芥子园本草纲目，内附万方针线、濒湖脉学。

同年：日本明历三年，在日本京都由书林田原仁左卫门刊刻《本草纲目序例》3 卷。

同年：衣德堂刊刻印行《本草纲目》，后学称此本为"衣德堂本"《本草纲目》。据 2005 年 6 月 14 日湖北新闻网报道，鄂州沙窝乡草陂村李祥波珍藏一套衣德堂版《本草纲目》，经鄂州民间文物鉴定专家严基树鉴定该套《本草纲目》为清顺治十四年（1657 年）衣德堂版藏版。严基树认为，这套《本草纲目》是除金陵本、江西本、石渠阁本之外的最善本。该书纸张、刻字、印刷、装订精良，保存完好，是不多见的善本书。国内各大图书馆和博物馆鲜有入藏此本《本草纲目》。

1658 年： 清顺治十五年。

太和堂再次刻刊印行《本草纲目》。

同年：由清畏堂印刊《本草纲目》，后世称此本叫"清畏堂刻本"。

同年：张朝璘主持刊印《本草纲目》出版，该版《本草纲目》的行款一如江西本，后世称为"张朝璘本"。序次为张朝璘序、李明睿序、熊文举序、李元鼎序、李建元进疏。药图同江西本，题款为"蓬溪县知县李时珍编辑，古越参将韩泓淳参阅，江右医官沈长庚校正"。附刊有《濒湖脉学》和《奇经八脉考》。本版是以金陵本、江西本合校刊刻而成。主事者张朝璘时任江西巡抚。

同年：张温如先生刊刻印行《本草纲目》，后世称此本叫"张温如刻本"。

1659 年： 清顺治十六年。

日本万治三年，在日本京都由书肆茂尚据野村观斋以杭州为本为底本校订，出版《新刊本草纲目》52 卷 55 册，后世称其为"万治本"《本草纲目》。今杏雨书屋收藏有此书的药图刻分，题为《本草纲目图》。

同年：波兰人卜弥格首先把《本草纲目》译成了拉丁文，开创欧洲人研究该书的先河。

1644 ～   清顺治元年至顺治十八年年间。

1661 年： 芥子园重订本草纲目。书名页题：绣绘全图芥子园重订本草纲目，附《本草万方针线》《濒湖脉学》。

1661 年： 清顺治十八年。

本草学家沈穆石匏氏，著成《本草洞诠》一书，在其自序中言："余读蕲阳李氏纲目一书，精核该博，叹其美备。从而采英撷粹，兼罗历代名贤所著，益以经史禅官，微义相关，并资采掇，勒成一编。"

1664 年： 清康熙三年。

卢纮纂《蕲州志》，其中卷之十"艺文"中收载蕲州学者顾景星撰写的"李时珍传"。卷之八"人物·学行"中有介绍李时珍的专条。

1666 年： 清康熙五年。

日本宽文三年，日本学者林道春为了解释《本草纲目》中王世贞、夏良心、张鼎思等序中难解之语，编撰《本草纲目》序注一卷，由京都书林伊东氏开板印刻。

1669 年： 清康熙八年。

日本宽文九年，由日本松下见林以杭州本《本草纲目》为底本校订，风月堂在京都刊刻《重订本草纲目》52 卷 38 册，名曰《本草纲目松下见林校正本》，后世称其为"松下本"或"篆字本"《本草纲目》。

1671 年： 清康熙十年。

日本宽文十一年，日本向井元升受加贺藩（今石川县）藩主前田纲纪之请，编撰了《庖厨备用和名本草》一书。此书是元升参考《本草纲目》食物本草的内容，从中选择 461 种药材，详细论述这些药物的形状、功能、毒性、和汉名称辨析等。元升通过研习《本草纲目》，进一步认识药物的名称、形色等，他主张日常饮食的选择应当注意食物的性味与身体相协调，这一思想对饮食养生和保健具有很好的指导作用。

1672 年： 清康熙十一年。

日本宽文十二年，由日本本草大家贝原益轩以杭州本《本草纲目》为底本校订，故又称"贝原本"或"益轩本"。在京都出版《校正本草纲目》52卷39册，该本附有《傍训本草纲目品目》及《本草纲目名称附录》，包括药物和汉对照名。

1680 年： 清康熙十九年。

日本延宝八年，日本学者贝原笃信又编撰了一部《本草纲目和名》，目的是以供读者检索《本草纲目》。

1682 年： 清康熙二十一年。

署名为安德烈·柯莱尔（Andreas Cleyer）用拉丁文撰写的《中医范本》，在德国法兰克福出版，该书是从中国李时珍《本草纲目》和《濒湖脉学》原著中摘出的关于脉学和本草方面的内容，其中列举了289种常用中药。

同年：日本天和二年，日本学者中山三柳撰著《遂生杂记》刊行于世，该书是摘取《本草纲目》中的食疗药物，并结合日本实际加以补充的食物本草佳作。

1683 年： 清康熙二十二年。

本草学家王翃，撰著《握灵本草》一书，共十卷，对《本草纲目》大为赞赏："窃考近世本草，惟宋《证类》一书，最称完备。明李东璧又为之增品益方，资以百家考辨，撰为《纲目》若干卷，嗜奇之家，无不什袭珍之。"

同年：汪昂在其初刻本《本草备要·自叙》中谓："古今著本草者，无虑数百。其中精且详者，莫如李氏《纲目》，考究渊博，指示周明。"

1684 年：　清康熙二十三年。

《本草纲目》在苏州镌刊出版，扉页题作"康熙甲子春镌（天头横栏），李时珍先生纂辑，本草纲目，金阊绿荫堂文雅堂藏版"，并镌有"文雅堂"三字篆印。序次为张朝璘序、李明睿序、熊文举序、李元鼎序、李建元进疏。世称此版《本草纲目》为"金阊绿荫堂本"。

1685 年：　清康熙二十四年。

此年出版的《黄州府志》卷之九"方伎"中有介绍李时珍的专条。

同年：日本贞享二年，日本学者下津元知以《本草纲目》为准绳，编撰了《图解本草》10 卷 10 册，该书书首有李时珍画像及像赞。

1686 年：　清康熙二十五年。

日本贞享三年，由日本疋田虑安先生木刻"李时珍画像"出版，题名为"医仙图赞"。

1689 年：　清康熙二十八年。

日本元禄三年，日本学者南部里庵在刻印《本草纲目》时，对《本草纲目》中的有关内容进行了订正和训点，编辑了《订正本草纲目解诂》6 卷一书。

同年：由日本学者南部里庵、上领伯仙校订训点，在日本京都出版《订正本草纲目》52 卷。同时南部里庵另有《订正本草纲目解诂》六卷出版印刊。

1694 年：　清康熙三十三年。

汪昂《本草备要》增订本刊行，该书称"唯李氏《纲目》，裒集诸家，附著论说，间及病源。"

1695 年： 清康熙三十四年。

医学家张璐著成《本经逢原》一本刊行，在书中小引云："原
夫炎帝《本经》，绳墨之创始也；《大观》《证类》，规矩
之成则也；濒湖《纲目》，成则中之集大成。"

1696 年： 清康熙三十五年。

波兰教士卜弥格所写的"小册子"，因其内容是《本草纲目》
中的几十味植物药物，具有很高实用性和参阅性，梯文诺在
其所编的《旅行志》中将其译成法文出版刊行，从此之后几
十年在欧洲广为流行。

1697 年： 清康熙三十六年。

王宏瀚《古今医史续增》一书，其中有"李时珍传"内容。

同年：日本元禄十年，《本草摘要》由日本学者西村喜兵卫
刊于日本京都，该书摘录《本草纲目》草部、兽部药物相关
内容编成，便于阅读和携带。

同年：日本学者人见必大撰著《本朝食鉴》刊行于世，该书
是仿照《本草纲目》的体例编成，被誉为日本版"《本草
纲目》"。

1698 年： 清康熙三十七年。

日本元禄十一年，日本学者冈本为竹发表了《图画国语本草
纲目》，又名《和语本草纲目》，共 27 卷 7 册，由日本京都
书林小佐治半右卫门开版。该书将《本草纲目》中各品物释

为日本语，收载药物 1834 种。

1700 年
前后： 清康熙三十九年前后。

被后学者称为"五芝堂本"《本草纲目》出版刊行。该书序次为张朝璘序、熊文举序、李明睿序、黎元宽序、李元鼎序、王世贞序。其药图为江西本药图二卷，题款同 1658 年的张朝璘本。附刊有《濒湖脉学》《奇经八脉考》。

1704 年： 清康熙四十三年。

蕲州学者顾景星《白茅堂诗文全集》出版，在第 38 卷中，有详细介绍李时珍及其《本草纲目》的"李时珍传"内容。

1709 年： 清康熙四十八年。

日本宝永六年，日本贝原益轩积 30 年潜心研究《本草纲目》及实地考察之所得，于 79 岁高龄时编撰了《大和本草》一书，又名《大倭本草》。《大和本草》是益轩在《本草纲目》的基础上完成的一部划时代的本草著作。书中逐一考证《本草纲目》中的 1892 种药材，去除非日本所产或尚有疑义者，增收日本特产药材 358 种。《大和本草》的问世是江户时代初期研究《本草纲目》的最大成果，标志着日本的本草学开始具有自身特色。

1712 年： 清康熙五十一年。

朝鲜李朝宗三十八年，朝鲜使者从北京坊间购得《本草纲目》带回了朝鲜，同年成书的《老稼斋燕行录》中，在"所买书册"项下，就见有《本草纲目》书名。

1713 年：　　清康熙五十二年。

苏州书坊"本立堂"根据张朝璘本和武林钱衙本两种刊本为底本刊行《本草纲目》，后学者习称此版《本草纲目》叫"本立堂本"。该本扉页题作"李时珍先生原本，本立堂重订，本草纲目"。序次为张朝璘序、黎元宽序、熊文举序、李明睿序、李元鼎序、凡例、钱蔚起小引、李建元进疏、张鼎思叙、夏良心序、王世贞序。并有"石城欧契韩怡柳重订，郳村吴江钟奇民校阅"的题记。

1714 年：　　清康熙五十三年。

日本正德四年，日本古代本草学会稻生若水先生，将传入日本的《本草纲目》进行了校正，取名为《新校正本草纲目》，世称"若水本"，是日本医药界常用的一个版本。由日本书林含英预章堂刊行出版。并在该书的例言中曰："纲目一书，明代刊本脱误固多，本衙藏及官版亦不足为正。久寿堂本最精，刻画古雅可观。"稻生若水所校正的《本草纲目》之所以说成是久寿堂本，因日本渡边氏见到仙寿院旧藏残本（卷 9~16），其书题签上有小字横书"久寿堂"三字，其下以篆字大写"本草纲目"，可以推定这本《本草纲目》应是崇祯年间影刻金陵本而传至日本的。

同年：日本学者稻生宜义对《本草纲目》的药图进行了研究，并将部分《本草纲目》药图和以外的图共 443 幅编撰成《本草图卷》一书，该书 4 卷 2 册。

同年：日本学者内山觉顺（稻生宜义之子）按笔画顺序编撰《本草纲目》索引书，即《本草纲目指南》6 卷 4 册一书。

同年：由日本书林含英豫章堂刊印《本草纲目》，此版刊行问世后，日本学者常称此版叫"书林含英豫章堂刻本"。

同年：由稻生宜义以江西本为底本校训，在江户由唐本屋清兵卫、万屋作右卫门、唐本屋八郎兵卫刊刻出版《新校正本草纲目》52卷。此本系据承应二年本改版，并进行了订正训点，补原文脱句，附《脉学奇经八脉》及《本草纲目》。这是当时日本国内最好的版本。

1717 年：　清康熙五十六年。

刊刻印行过《本草纲目》，此本在民间有少量流传，但至今尚未发现完整善本。

1719 年：　清康熙五十八年。

日本享保四年，日本学者神田玄泉将《本草纲目》中水、火、土、金、石诸部的药物进行了编排，著成《本草补苴》8卷一书。

同年：蔡烈先《本草万方针线》正式附于《本草纲目》一书刊行，初刻本为武林山寿堂刊本，在《本草纲目》其后出版的各版中或有附刊该书。

同年：日本学者上野益三考证：在1705、1706、1714、1719、1720、1725、1735、1804、1841年及1855年，均有中国船从南京和广州两地出发并载《本草纲目》到日本长崎港，其中1719年的第22号南京船一次带去五部《本草纲目》到长崎，再由长崎转到江户（东京）、京都等地。

1722 年：　清康熙六十一年。

王鸿绪编撰《横云山人集》中，专设《明史稿·列传》，其中有"李时珍传"。

1724 年： 清雍正二年。

日本享保九年，日本鹭泽益庵、岭川三折两位把松岗玄达先生讲授《本草纲目》的讲稿进行了整理，并编成《本草会志》3 册一书，该书当时尚未刊刻印行。

同年：鹿门望三英编撰《明医小史》中，有"李时珍传"内容介绍。

同年：倪元璐在为《本草汇言》作序时称其"欲欲乎与李濒湖之《纲目》，陈月朋之《蒙筌》，缪仲淳之《经疏》，角立并峙。"在他眼里，只有这四部本草为明代的佼佼者。

1726 年： 清雍正四年。

陈梦雷编撰《古今图书集成医部全录》，在书中第 60 册中有"名流列传·李时珍传"。

1729 年： 清雍正七年。

日本享保十四年，日本神田玄泉对《本草纲目》进行和文释义，编成《本草大义》4 卷，尚未刊印。该书卷一为水火土金石，卷 2~4 为草，并附图。

1732 年： 清雍正十年。

法国医生范德蒙德在澳门行医期间，在澳门附近得到一部《本草纲目》，并按《本草纲目》中所载，采集了 80 种矿物标本，占《本草纲目》中矿物药总数的 60%，并在中国人帮助下，根据《本草纲目》所述，对每种药作了说明，给出其中国字，逐个作了标签。

同年：夏力恕、柯煜编撰《湖北通志》，在书中第 48 卷《乡贤志》

中有"李时珍传"内容。

1734 年： 清雍正十二年。

日本享保十九年，日本竹田近畿书肆以杭州为底本翻刊《本草纲目》，世称"竹田刊本"。

1735 年： 清雍正十三年。

法国巴黎耶稣会士杜赫德根据当时 27 名在华传教士寄来的稿件编辑整理的《中华帝国及华属鞑靼之地理、历史、年代记、政治及科学全志》即《中华帝国全志》的第三卷中，在欧洲出现第一个法文版《本草纲目》的节译本。

同年：法文版《中华帝国全志》中介绍《本草纲目》，引起了欧洲各界的高度关注，立即轰动了全欧洲，该书因其有《本草纲目》的节译内容，而被当年售光。

同年：三乐斋刻印《本草纲目》，世称三乐斋刻本。

1736 年： 清乾隆元年。

含有《本草纲目》内容的《中华帝国全志》被译成英文，题为《中国通史》，由瓦茨刊行于伦敦。在英国开始出现抢译《本草纲目》内容现象，陆续有多版英文版问世于英国。

同年：在欧洲荷兰海牙出版了《中华帝国全志》，因其含有中国李时珍的《本草纲目》内容，而热销广售。

1737 年： 清乾隆二年。

日本元文二年，由日本学者服部范忠用日本语编成了《本草和谈》，也就是用日本语谈《本草纲目》。此书序云："本草和谈者，和谈本草纲目是也。"全书 45 卷，从水部始，至人部终，通载药物 1905 种，各品下有和名，并附以编者的叙述。此书未付刊行，现存有手写本 23 册。

1738 年： 清乾隆三年。

日本元文三年，日本学者神田玄泉编撰一种问答体裁式一书《本草或问》2 卷。该书乾卷以《本草纲目》为题，坤卷以《大和本草》《本草纲目新校正》《救荒本草》和刻本为对象，该书未刊刻印行问世。

1739 年： 清乾隆四年。

张廷玉等撰的《明史》正式刊行，在卷二百九十九"方伎"中专列"李时珍传"。

1740 年： 清乾隆五年。

法国巴黎科学院院士儒瑟的学生汤执中在华期间，任巴黎科学院通讯员，将《本草纲目》中的植物标本及说明，寄往巴黎，藏于巴黎自然史博物馆之中。

1741 年： 清乾隆六年。

含有《本草纲目》内容的《中华帝国及华属鞑靼全志》(英文版)，属于瓦茨版第 3 版在英国伦敦刊行问世。

1743 年： 清乾隆八年。

日本宽宝三年，日本本草学教育家松岗玄达口授，其门人东海逸民笔记整理的《本草纲目笔记》成书刊行。

1744 年：　清乾隆九年。

日本延享元年，日本本草学教育家松冈玄达以 74 岁高龄开始给门生讲授《本草纲目》，直至延享三年（1746）临终前一周。松岗玄达的门人东海逸民将其师讲解《本草纲目》的笔记整理成书，名为《本草纲目笔记》。通过此书可以了解到，玄达的讲解始于《本草纲目》第五卷水部，终于第四十七卷禽部。《本草纲目笔记》全书分为"仁、义、礼、智、信"五集，各集药物依照《本草纲目》的体例进行讲解。松岗玄达是江户时代早期本草学教育家的代表人物之一，为推广和普及《本草纲目》竭尽了毕生的精力。

1746 年：　清乾隆十一年。

日本延享三年，日本本草学教育家松岗玄达以《本草纲目》为教材的讲义录编撰《本草一家言》16 卷，未刊刻印行。

1748 年：　清乾隆十三年。

含有《本草纲目》内容的《中华帝国全志》从法文版被译成德文，题为《中华帝国及大鞑靼全志》，该书刊行于罗斯托克。

同年：瑞典植物学家拉格斯特朗（Lagerstroem）在瑞典对亚洲贸易机构东印度公司供职，在中国得到了《本草纲目》原著，并采集了一千多种植物标本。返国后把《本草纲目》和植物标本均赠送给了其友人著名生物学家林奈（Carl von Linne）。

1749 年：　清乾隆十四年。

由王劢、靖道谟编修的《黄州府志》出版，其中卷之十一"文苑"中有介绍李时珍的专条。

1752 年：　　清乾隆十七年。

日本宝历二年，日本学者后藤梨春先生列举《本草纲目》以外的药品目录并加注；用汉语写成《本草纲目补物品目录》2 卷，该书由京都书林鹤本平藏刊行。

1755 年：　　清乾隆二十年。

钱鳌纂修《蕲州志》出版，其中卷之十五"艺文志"中专列"李时珍传"。在文末加了一段按语：按："时珍著述甚多，《本草纲目》外，撰有《医案》二十卷、《莲所馆诗》十卷、《集唐律》六卷、《脉诀》一卷、《五藏图论》《三焦客难》《命门考》《蕲艾传》《白花蛇传》、天文地理等书，附记于此。"并在《蕲州志》卷之九"人物志·儒林"中有介绍李时珍的专条。

同年：日本宝历五年，有学者摘录《本草纲目》要点，属笔记性的一书《本草为己》7 册，该书未置作者姓名，但序尾有言："宝历五年乙亥季春书于筵花亭"。

1757 年：　　清乾隆二十二年。

著名医家吴仪洛著成《本草从新》一书，在该书中对《本草纲目》极为推崇，言："自来注本草者，古今以下代有增订，而李氏《纲目》为集大成。其征据该洽，良足补《尔雅》《诗疏》之缺而以备医学之用。"

同年：日本宝历七年，由日本田村蓝水主持、平贺源内策划的"东都药品会"在江户举办。本草学家平贺源内曾经根据东都药品会收集展出的药材，参考《本草纲目》对药物的论述，对所收药品逐一进行考察论述，汇集成书，题为《物类品隲》。

1760 年
前后：
清乾隆二十五年前后。

由连云阁重订《本草纲目》，内附《本草万方针线》《濒湖脉学》。
该书有张朝璘序、吴毓昌序、李建元进疏、蔡烈先《本草万
方针线》自叙。药图为武林钱衙本图三卷。后学称此本叫"连
云阁重订本"。

1765 年：
清乾隆三十年。

医家赵学敏撰著《本草纲目拾遗》一书初稿完成，在其书序
中曰："濒湖博极群书，囊括百氏，征文考献，自子史迄稗乘，
悉详采以成一家之言。且其时不惜工费，延天下医流，遍询土
俗，远穷僻壤之产，险探仙麓之华。如《癸辛杂识》载押不芦，
《辍耕录》载木乃伊，濒湖尚皆取之，亦何有遗之待拾欤？……
濒湖之书诚博矣！"

1767 年：
清乾隆三十二年。

由三乐斋重镌《本草纲目》，该版以武林钱衙本为底本，内
附《本草万方针线》。序次为吴太冲序、吴毓昌序、李建元进疏、
钱蔚起小引。

1770 年
前后：
清乾隆年间。

一种手抄《本草纲目》全本问世。该书列入四库全书之列，
在《四库全书总目提要》中称："《本草纲目》五十二卷（大
学士于敏中家藏本）……至国朝顺治间钱塘吴毓昌重订付梓，
于是业医者无不家有一编。"其药图为武林钱衙本图三卷，
后学者称此手抄本叫"四库全书本"。

1771 年：　清乾隆三十六年。

日本明和八年，日本学者曾槃（占春）先生，编《本草纲目会读筌》20 卷，该书 1~3 卷出版，其余未付梓刊行。

1777 年：　清乾隆四十二年。

含有《本草纲目》内容的《中华帝国全志》被译成俄文，刊行于圣彼得堡，俄文版书名严格按法文版全名译出。

1778 年
前后：　清乾隆四十三年前后。

被后学者称为"文会益本"《本草纲目》出版刊行，该书扉页题作："李时珍先生原本，精绘五色图注本草纲目，苏郡后学张云中重订，张青万同参，本衙藏板。"序次为吴太冲序、吴毓昌序、钱蔚起小引、李建元进疏。药图为钱衙本图三卷，墨印后以人工敷以彩色，故称五色图。附刊有《濒湖脉学》《奇经八脉考》《本草万方针线》。

1780 年：　清乾隆四十五年。

日本安永九年，日本学者中山三柳所著《汤液片玉本草》，由加藤谦斋增补、改订，木村蒹葭等校订的《增补片玉六八本草》刊行于世，该书是仿照《本草纲目》体例编成。

1782 年：　清乾隆四十七年。

由清乾隆官修，永瑢领衔编撰，纪昀担任总纂官编成的《四库全书》，收载了《本草纲目》和《奇经八脉考》和《濒湖脉学》，并分别撰成书目提要，见载《四库全书总目提要》，评价极高。

同年：琉球药物学家吴继志编撰《质问本草》一书，云："人奉东璧之书，深林丛篁，搜索无遗；远岛遐荒，剔抉殆尽，至今大明于世焉。"该书中还记有福建名医徐子灵之题序云："历代名贤辈出，皆有本草增修而药味益多，治理愈淯。迄明李时珍，楚之奇才子也。"

1783 年： 清乾隆四十八年。

日本天明三年，由日本小野兰山刊行《本草纲目图说》作为讲义，由门人冈田麟、石田熙整理，结合小野兰山的讲授参以己见而刊刻，这不是译本。其后刊行的《本草纲目启蒙》，由小野职孝整理，亦不是译本。

1784 年： 清乾隆四十九年。

由书业堂刊刻印行《本草纲目》，后学者称此本为"书业堂本"。

同年：由苏郡后学张云中重订，张青万同参，书业堂镌藏《本草纲目》，后学者多称为"书业堂本"，书后附刻有《本草万方针线》。序次为吴太冲序、吴毓昌序、钱蔚起小引、李建元进疏、凡例、总目、蔡烈先自叙。药图为武林钱衙本图三卷。

同年：金阊刻印《本草纲目》，后世称"金阊刻印本"。

1788 年： 清乾隆五十三年。

浙江医家苏廷琬著成《药义明辨》一书出版，在该书自序中云："《本草》之名著于汉，自《别录》以下，递有增益。至李东璧始网罗群书，编辑《纲目》，后之议药者，莫不奉为指南。"

1789 年： 清乾隆五十四年。

在莫斯科又出现"含有《本草纲目》内容的《中华帝国全志》"，
此书是由德文版转译成俄文的简明译本。

1790 年： 清乾隆五十五年。

朝鲜正祖三十四年，朝鲜医家李景华著《广济秘方》四卷，
在引用书目中提到《本草纲目》。此书由咸镜道观察使李秉
模为之刊印。

1791 年： 清乾隆五十六年。

日本宽政三年，日本学者原九龙将老师小野兰山口授《本草
纲目》的讲课笔记整理成《本草纲目记闻》一书，该书未刊行。

1792 年： 清乾隆五十七年。

纪昀等编撰的《四库全书总目提要·医家类》出版，该书设
列有"李时珍传"，对李时珍及其《本草纲目》有详细介绍。

1794 年： 清乾隆五十九年。

章学诚应毕沅之命编纂《湖北通志》基本脱稿，但未能刊行，
章氏将自己保存的部分志稿汇定成《湖北通志检存稿》，其
中卷二中专列"李时珍传"。

同年前后：清乾隆年末，以"书业堂本"《本草纲目》为底
本重订《本草纲目》刊行，序次为吴太冲序、吴毓昌序、凡例、
李建元进疏、钱蔚起小引。药图为武林钱衙本图三卷。后学
均称此本《本草纲目》为"书业堂重订本"。

1795 年：　清乾隆六十年。

　　　　　章学诚在编完《湖北通志检存稿》之后，在《章氏遗书》卷
　　　　　25 传中，有"李时珍传"内容。

1736 ~　清乾隆元年至乾隆六十年间。
1795 年：　由芥子园重订刊印《本草纲目》，后学者称此版为"芥子园
　　　　　重订本"。

1796 年：　清嘉庆元年。

　　　　　日本宽政八年，由日本皇都书肆广大堂刊印《本草纲目》，
　　　　　学界称之曰《新校正本草纲目》。

1797 年　清嘉庆二年。
　 5 月：　俞廷举先生编著《金台医话》一书，其中专设"论明朝二大
　　　　　家方书之一"的李时珍《本草纲目》，该书有对《本草纲目》
　　　　　进行评价内容。

1798 年：　清嘉庆三年。

　　　　　日本宽政十年，日本学者曾占春用汉文写成《本草纲目纂疏》
　　　　　20 卷，未能印刻刊行，但卷 1~3 刊印完成。

1799 年：　清嘉庆四年。

　　　　　朝鲜正祖二十三年，朝鲜康命吉编著《济命新编》一书，该
　　　　　书是朝鲜引用《本草纲目》最著名的医书。此书与《乡药集
　　　　　成方》和《东医宝鉴》并称为李朝有代表性的三大医书。

　　　　　同年：日本宽政十一年，以杭州本为底本在日本出版《本草

纲目》，又称"广和堂本"。

同年：日本本草学者小野兰山 71 岁时受幕府之召，至江户任幕府医官，同时在医学馆讲授本草学，主要以讲授《本草纲目》等中国本草著作为主，同时致力于中国本草著作的整理，专门研究《本草纲目》的著作有《本草纲目记闻》《本草释说》《时珍食物本草纲目译》《本草纲目启蒙》《本草启蒙拔萃志》《本草启蒙名疏》等。小野兰山成为将《本草纲目》日本化最为成功的人物之一。

1800 年
前后：

清嘉庆五年前后。

后学者称为"衣德堂本"《本草纲目》出版刊行。该书书笺题作："本草纲目，序文目疏凡例总目药品总目万方针线图，衣德堂藏板"。卷 1 题衔为："蕲阳李时珍东璧父编辑，苏群张鹤蕭云中校订，弟鸷翼青万同参。"

1802 年：

清嘉庆七年。

日本享和二年，日本学者曾占春撰著《本草纲目纂疏》全书20 卷刊行于世。著名医家多纪元简为此书作序，云："李濒湖作《本草纲目》，凡虫鱼鸟兽草木，天地内外，无所不包。考核详究，尽生生变变之妙，世罕有之者，亦其功不可没也。今士考自幼读东璧之书，沈潜反覆，旁及群籍，博稽广摭，矻矻不辍。又且足迹半天下，亲验目睹所获，参证互明，洪纤悉举，遂纂而疏之，以作斯编，士考之用心可谓勤矣。"

1803 年：

清嘉庆八年。

日本享和三年，日本本草学者小野兰山将《本草纲目》用日文讲解，加个人意见，由小野职孝据小野兰山讲稿整理而成《本草纲目启蒙》48卷，1803年始刻，至1806年刊毕，1811年再版。

1808年
前后：
清嘉庆十三年前后。

日本文化五年，由小野兰山口授，兰山门人石田熙整理出版《增订兰山先生本草纲目记闻译说》一书，对日本学习阅读本草十分方便。

1809年：
清嘉庆十四年。

日本文化六年，日本小野职孝将《本草纲目启蒙》中的和、汉药名予以类聚，按笔画顺序分48篇排列，编写了《本草纲目启蒙名疏》7卷8册，以方便读者按笔画索引查阅。

1810年
前后：
清嘉庆十五年前后。

后学者称为"福文堂本"《本草纲目》出版刊行。该书扉页题为："绣象全图（天头横栏），李濒湖先生原本内附万方针线濒湖脉学，福文堂重订本草纲目，新镂校正无讹。"

1811年：
清嘉庆十六年。

日本文化八年，日本学者小野高洁编了《本草倭名释义》5卷，此书实为《本草纲目》之和名释义，并不是日本的《本草和名》之释义。

1813年：
清嘉庆十八年。

法国奥尔良人勒巴日（Frangois-Albin Lepage），根据法国教士巴多明和吴多录的手稿，经整理后写成《中国医史研究》一书，该书的主要资料来源于李时珍的《本草纲目》。

同年：法国汉学家勒牡萨（Jean Pierre Abel Remusat）年方 25 岁时，便把对《本草纲目》和中国医药的研究论文提交巴黎大学医学系，受到高度评价。勒牡萨因而被授予博士学位。这是西方以《本草纲目》为题材授予学位的开端。正是因为勒牡萨对《本草纲目》的研究和介绍，在促进此书在欧洲传播方面作出了贡献。勒牡萨诞生于巴黎的皇家侍医家庭，幼时坠楼险些丧生，使一只眼睛失明，17 岁时丧父，遂献身于医学。他在四国宫（Palais des Quatrs Nations）的中心学校（Ecole Centrale）习医时，对植物学发生兴趣。一次他在巴黎森林修道院神父那里参观藏品时，一部印有大量动物、植物插图的博物学著作引起了他的注意。这部书正是中国李时珍的《本草纲目》原著，因其为汉文，很少有人看得懂。年轻的勒牡萨被《本草纲目》所吸引，于是他发愤专心自学汉语，手持法国汉学家博尔蒙的《汉语语法》等书，经过 5 年苦读，终于攻克了研究《本草纲目》的语言关。

1817 年： 清嘉庆二十二年。

朝鲜纯祖十八年，由朝鲜康命吉引用《本草纲目》中有关医学内容编纂的朝鲜医书《济众新编》用汉文写成后，由北京经国堂翻印，受到中国医界的欢迎。

1819 年： 清嘉庆二十四年。

日本文政二年，日本学者木内成章将小野兰山老师讲授《本草纲目》的笔记整理而成《本草纲目记闻》一书，该书内容比 1791 年源九龙整理的《本草纲目记闻》更详细，但由于各方面原因，未能付梓刊行。

1820 年：　清嘉庆二十五年。

由潘锡恩、廖鸿荃编撰《大清一统志》出版，在该书第 341 卷中，设有《黄州府人物志》，其中有"李时珍传"介绍。

1796 ~　清嘉庆元年至嘉庆二十五年年间。

1820 年：　由同文堂翻刻芥子园本《本草纲目》，后学者称此版为"芥子园重订本"。附图三卷、《濒湖脉学》一卷、《奇经八脉考》一卷。

1822 年：　清道光二年。

德国汉学家葛拉堡（Heinrich Julius Klaproth）对柏林皇家图书馆的汉籍藏书进行编目，发现该馆珍藏有珍贵的 1596 年金陵本《本草纲目》和 1603 年江西本《本草纲目》。

1825 年：　清道光五年。

法国学者勒牡萨研究中国李时珍《本草纲目》和中国医药的论文被收载于他的《亚洲杂文》卷一之中。因其既通汉文，又懂医学和植物学，因而他的研究具有很高的权威性，从而成为誉满欧美的汉学大师。

1826 年：　清道光六年。

英国人里夫斯（John Reeves）又发表题为《中国人所用某些本草药物之解说》一文，这篇文章的主要内容，完全根据《本草纲目》之药物进行阐述解析。

同年：刊行一套全版《本草纲目》。后世称其为"务本堂本"，该书扉页上题作"道光丙戌年春镌"。

同年：刊行一套全版《本草纲目》，后世称其为"英德堂本"《本草纲目》，附刊有《濒湖脉学》等。

1827 年：　清道光七年。

日本文政十年，琉球使臣吕凤仪来华时，向江苏名医曹仁伯请教许多医药方面的问题。曹仁伯则以《本草纲目》为依据一一作答。吕凤仪回琉球后，将他们之间的回答内容整理成《琉球百问》一书，该书后在琉球广为流传。从此琉球的医生都知晓李时珍和其《本草纲目》这部巨著。

同年：德国人格尔森（Gerson）和尤利乌斯（Julius）对中国医药发展史进行了研究，并根据《本草纲目》的医史资料撰写了《中国医史》一文。

1828 年：　清道光八年。

朝鲜纯祖二十八年，朝鲜医家洪得周将《本草纲目》中的附方编辑成 50 卷，题为《一贯纲目》，刊行于义州府。

1829 年：　清道光九年。

邓显鹤增辑《楚宝》出版，专列《方伎传》，在该书第 30 卷中撰介"李时珍传"一文。

1830 年　清道光十年前后。

前后：　清代著名的文学家、考据学家周中孚在其《郑堂读书记》一书中，对《本草纲目》有极高评价，他言："虽命医书，实该物理。日纲日目，比于史事，盖几与通鉴纲目分路扬镳矣，岂止与王宇泰《证治准绳》均为医学之渊海哉。"

1831 年：　清道光十一年。

日本天保二年，日本汉学家多纪元胤撰著《医籍考》一书，在该书的第 1 卷中，就对李时珍作了详细介绍，并专列"李时珍传"一篇。

1835 年：　清道光十五年。

务本堂再次刊行《本草纲目》。

1837 年：　清道光十七年。

日本天保八年，琉球药物学家吴继志以问答形式讨论本草问题，论及《本草纲目》，编成《质问本草》8 卷 5 册，分内篇、外篇各四卷，160 图。江户须原屋茂兵卫将该书首次刊行问世。

1838 年：　清道光十八年。

朝鲜宪宗五年，朝鲜学者徐有榘编撰《林园经济志》，这部巨著 113 卷 52 册，在其葆养志卷中多次引用《本草纲目》各卷内容。

1839 年：　清道光十九年。

法国汉学家毕瓯十分关注《本草纲目》中的矿物标本药物，并请他的友人、化学家亚历山大·布朗涅尔对标本作了化验，并将化验结果发表在巴黎的《亚洲杂志》上。

1840 年：　　清道光二十年。

清道光庚子刻本《本草纲目释名》出版，系耿世珍自《本草纲目》中摘录有别名的药物 1086 种，将别名列入药名之下，便于学习掌握中药的别名。1982 年 5 月中医古籍出版社影印再版时更名为《本草纲目别名录》（与清·包诚《十剂表》合本）。

1841 年：　　清道光二十一年。

由叶桂节录撰成《本草再新》一书。在该书序言中载云："予历观各代药性之书，互有发明，亦多挂漏，惟前明李氏《本草纲目》，可谓收罗广而编纂精。"在该书另一序言中载云："明代李氏时珍，集诸家之大成，补昔贤所未备，独出新意，取正名为纲，分释为目，有一千八百余品。搜罗之富，荟萃之新，诚医学之渊海矣。"对李时珍《本草纲目》推崇备至、评价极高。

1842 年：　　清道光二十二年。

日本天保十三年，由日本学者岩崎常正编撰《本草纲目寄要》13 卷，该书：水土金石 39 种为卷 1；草 157 种，谷蔬菜 51 种，木 44 种为卷 2~9；虫 18 种、鱼 4 种、介 3 种、禽 2 种、兽 18 种、人 7 种，共 34 种动物药为卷 10。

1844 年：　　清道光二十四年。

日本弘化一年，由小野兰山著、梯南洋重修而成《重修本草纲目启蒙》一书，共 48 卷 36 册，该书刊于京都学古馆，系《本草纲目启蒙》的第 4 版。

1845 年：　清道光二十五年。

英德堂再次刊行《本草纲目》，亦附刊《濒湖脉学》等。

同年：由文光堂刊行《本草纲目》藏版，并附刻刊行《本草万方针线》，该本亦为苏郡后学张云中重订，张青万同参。序次为张朝璘序、黎元宽序、李元鼎序、李明睿序、钱蔚起小引。该本为张朝璘本与武林钱衙本合校刊行本。

1847 年：　清道光二十七年。

日本弘化四年，由小野兰山著、井口望之校订而成《重订本草纲目启蒙》一书，共 48 卷 20 册，该书系《本草纲目启蒙》的第 4 版，此版最为完善。卷一有丹波元坚撰《小野兰山先生传》，并有谷文晁绘小野兰山肖像。

同年：法国植物学家于安（Melchior Yuan）在华期间，在广东境内采集了中国的植物标本，并在巴黎公布一部其名为《关于中国药物学的信札》的小册子。该部小册子的内容与《本草纲目》的内容相近，后世有学者认为其内容资料应该是来自《本草纲目》。

1850 年：　清道光三十年。

英德堂再次刊行《本草纲目》，亦附刊《濒湖脉学》等。

同年：由翰苑阁校刊印刻《本草纲目》，后世称此版为"翰苑阁校刻本"。

同年：日本嘉永二年，日本学者井口望之先生将《本草纲目启蒙》中山草部配成图谱，编成《本草纲目启蒙图谱》一书，共 2 卷 4 册，载图 227 种，服部雪斋、阪本纯泽加绘。

1851 年： 清咸丰元年。

蔡照书屋刊行出版《本草纲目》一套。后学者称其为"蔡照书屋本"。

同年 2 月：由曹禾先生编著《医学读书志》，其下卷第 35 页，"明李氏可观"。按李时珍名可观，唯有此书载之，在他书未见。

1852 年： 清咸丰二年。

潘克溥等纂《蕲州志》出版，其中卷之二十"艺文志"中专列"李时珍传"。

1853 年： 清咸丰三年。

英国科学家丹尼尔·韩伯里的弟弟托马斯（Thomas Hanbury）在上海经营地产致富，取汉语名为汉璧理，返回英国后带去了一些中国书籍，其中就有《本草纲目》。

同年：俄国布道团医生塔塔林诺夫在北京期间，对中国的中医药有着独到的研究，长期研究中国医史，发表了长文《中医》，对李时珍和《本草纲目》作了详细介绍，在中国采集许多药用植物标本寄回俄国。

1855 年： 清咸丰五年。

朝鲜哲宗六年，朝鲜名医黄度渊在哲宗六年编了一部《附方便览》，全书 14 卷，内列各种疾病的治疗方药，其内容完全来源于李时珍的《本草纲目》。

1856 年： 清咸丰六年。

日本安政三年，日本江户时代的本草学家前田利保按《本草纲目》分类列举草木和、汉名，并予解说，编成《袖珍鉴本草纲目》1卷，由恋花圃刊印。

1857年：　清咸丰七年。

法国巴黎科学院院士、植物学家贝纳尔·德·儒瑟把在中国澳门行医的法国医生范德蒙德编撰的《本草纲目中水、火、土、金石诸部药物》法文译稿和标本上交给巴黎自然史博物馆收藏。

1858年：　清咸丰八年。

毛景义编撰《中西医话》一书出版，在第6卷中，专列有"李时珍传"内容。

1859年：　清咸丰九年。

英国伟大的生物学家达尔文在奠定进化论、论证人工选择原理的过程中，参阅了中国的李时珍《本草纲目》，并在他的《物种起源》一书中，称《本草纲目》为"古代中国百科全书"。

1862年：　清同治元年。

英国科学家、皇家学院院士丹尼尔·韩伯里（Daniel Hanbuy）通晓中文，在《制药学杂志》上发表了题为《中国本草备注》的长篇论文，并印成了单行本出版刊行。该论文主要是对李时珍《本草纲目》的有关内容进行详细解析。

1863年：　清同治二年。

德国人马齐乌斯（W.C.Martius）将丹尼尔·韩伯里在《制药

学杂志》上发表的，受《本草纲目》影响的连载长文《中国本草备注》译成了德文，并在斯派尔城以单行本发行出版。

1865 年：　清同治四年。

法国人德彪（Jean O.Debeaux）发表《论中国本草学及药物学》的专著在巴黎出版。这本书主要以中国的李时珍《本草纲目》为参考书。

1867 年：　清同治六年。

由天德堂刊行出版《本草纲目》，后学称其为"天德堂本"，并附刊有《濒湖脉学》《奇经八脉考》《本草万方针线》。

同年：黎照书屋刻成《本草纲目》，后学称其为"黎照书屋刻本"。

1868 年：　清同治七年。

生物学家达尔文在其《动物和植物在家养下的变异》一书中，多次参阅到中国李时珍的《本草纲目》，他在书中所称"在 1596 年出版的《中国百科全书》"，实际就是《本草纲目》。

同年：朝鲜显宗九年，朝鲜名医黄度渊于高宗五年刊行《医宗损益》共 12 卷 6 册，这是他把引用《本草纲目》附方所撰《附方便览》增订而成的。同时该书附有《药性歌》，又可称其为《损益本草》，所谓药性歌，是用四言四句的诗歌形成概括描述药之性味、疗效等，使人易于记忆和掌握，并采用了《本草纲目》的先进分类法。在每首歌下的注中，列出各药的朝鲜名，并大量从《本草纲目》正文中作了征引。黄度渊把中、朝古医方集的庞大篇幅予以提炼，又借助《本草纲目》对药物给以解说，汇医方与本草为一体。此书被朝鲜尊为一流的医药全书。

1871 年： 清同治十年。

英国伦敦布教会医生史密斯（Frederick Porter Smith）在上海出版了《中国本草学及博物学之贡献》一书，该书对李时珍《本草纲目》作了极高评价。并根据《本草纲目》等中国著作的记载，对 1000 种中药作了专门研究。

同年：生物学家达尔文在编著《人的由来和性选择》一书时，更进一步赞赏来自于中国的李时珍《本草纲目》，并把《本草纲目》叫作"古代百科全书"。

1872 年： 清同治十一年。

善成堂刊行出版《本草纲目》一套，后学称此本叫"善成堂本"。

同年：芥子园重镌出版《本草纲目》，后学者称其为"重镌芥子园本"。该本扉页题作："同治壬申重镌芥子园，李时珍先生原本内附万方针线、濒湖脉学、奇经八脉考、本草纲目，苏郡后学张云中重订，张青万同参。"序次分别为吴太冲序、吴毓昌序、凡例、李建元进疏。药图为武林钱衙本图三卷。

同年：书业堂重刊印行出版张云中重订，张青万同参之《本草纲目》。

同年：春明堂重刊印行出版《本草纲目》。

1873 年： 清同治十二年。

法国驻华领事德·狄尔桑（Dabry de Thiersant）与巴黎药学院教授苏贝朗通力合作，潜心研究中国本草学，并在巴黎出版了《中国本草》一书。这部研究中国本草学的学术专著也完全是参考李时珍《本草纲目》所得。

1875 年： 清光绪元年。

上海经香阁书庄印行出版《本草纲目》，后学者称为"经香阁本"，卷首题衔为"武林吴毓昌玉涵父校正"，有张朝璘序、吴毓昌序。

同年 7 月 23 日：日本学者井口直树进呈明治天皇金陵版《本草纲目》，该本后称为"内阁文库藏本"。

1876 年： 清光绪二年。

俄国人柯尔尼耶夫斯基在《中国医学史料》中，列举了 20 多位中国著名医学家的传记，介绍了他们的生平、著作和成就，其中重点介绍了李时珍及其《本草纲目》。

同年：英国科学家丹尼尔·韩伯里（Daniel Hanbury）为了看懂《本草纲目》，刻苦学习汉语，出版了题为《药物学与植物学论丛》的学术专著。由伦敦麦克米兰书店发行。此书前部介绍中国许多中草药，后大半部专门讲述中国《本草纲目》的内容梗概。

1878 年： 清光绪四年。

荷兰的日本学家盖茨（A.J.C.Geerts）对中国和日本的天然产物（尤其矿物药）作了系统研究，他用法文在日本横滨发表了名为《中国、日本天然产物之名称、历史及其在艺术、工业、经济与医学等方面之应用》一书。在此书的扉页上的汉字书名为"《新撰本草纲目》"。此书至今仍有参考价值。

1882 年：　清光绪八年。

封蔚礽等纂修《蕲州志》出版，其中卷之二十五"艺文志"中专列"李时珍传"。

俄国驻北京使馆医师布米希德详细研究了《本草纲目》，并把其中的植物药 385 种全部收入他的著作《中国植物》之中。

同年：上海鸿宝斋石印本《本草纲目》出版。

1884 年：　清光绪十年。

英启、邓琛修撰的《黄州府志》出版，其中卷之十九"文苑"中有介绍"李时珍传"内容。

1885 年：　清光绪十一年。

由合肥张绍棠于味古斋主持刊刻印行《本草纲目》，后学者称此版《本草纲目》为"味古斋本"。序次为张绍棠"重订本草纲目序"、张朝璘序、黎元宽序、李明睿序、熊文举序、李元鼎序、吴毓昌序、吴本泰序、吴太冲序、钱蔚起小引、夏良心序、张鼎思序、王世贞序、李建元进疏。附刊有《濒湖脉学》《奇经八脉考》《本草万方针线》及清代赵学敏《本草纲目拾遗》。

同年：上海锦章图书局石印本《本草纲目》出版。

1886 年：　清光绪十二年。

法国巴黎药学院苏贝朗教授因其长期关注并研究中国的本草学，在法国《药物学与化学年鉴》上发表《中国本草研究》论文，对《本草纲目》作了高度的学术价值评价。

1887 年： 清光绪十三年。

香港植物园主任查理士·福特（Charles Ford）及柯劳（W.Crow）联合发表题为《中国本草学评论》的长文，其中对《本草纲目》作了详细介绍。

同年：英国汉学家道格思（Robert Kennaway Douglas）在伦敦大英博物馆图书馆汉文藏书部工作时，编辑该馆所藏书目中，就列有 1603 年江西本《本草纲目》，1655 年张云中本《本草纲目》、1826 年英德堂本《本草纲目》等。

同年：江苏医家张秉成撰著《本草便读》一书，他在书中总结评介历代医家著作时曰："但名作虽多，惜无善本。逮有明李时珍出，采辑药品千九百种，综核群籍八百余家，集诸家之大成，著《本草纲目》一书，诚为广大精微，尽善尽美。"

1888 年： 清光绪十四年。

由上海鸿宝斋刊行《本草纲目》，后学称此版叫"鸿宝斋本"。系石印线装本，有普通本、巾箱本两种。序次分别为沈祖燕序、张朝璘序、吴毓昌序、凡例、李建元进疏。附刊有《濒湖脉学》《奇经八脉考》《本草万方针线》《本草纲目拾遗》。

1892 年： 清光绪十八年。

由上海鸿宝斋复印刊行"鸿宝斋本"《本草纲目》。

1893 年： 清光绪十九年。

由上海鸿宝斋再次复印刊行"鸿宝斋本"《本草纲目》。

1894 年： 清光绪二十年。

上海图书集成印书局铅印本《本草纲目》出版。

1895 年： 清光绪二十一年。

俄籍学者贝勒（Emil Bretschneider）是19世纪后半叶闻名的《本草纲目》研究专家，在《亚洲文会导报》中发刊《中国古代本草学之植物学研究》，这是专门研究《本草纲目》中所载植物之种名。

1896 年： 清光绪二十二年。

民间流传一种当年刻本《本草纲目》，此本至今在民间仍有藏本。有待考证。

同年：法国人德梅里对巴黎自然史博物馆藏《本草纲目》矿物部分的18世纪译稿作了整理，在《古今之石》一书卷一《中国之石》章中予以发表。

同年：法国学者德梅里和库日尔把范德蒙德1732年在中国人帮助下完成的《本草纲目》金石部法文摘译稿全文发表出来，使积压164年的稿件终于刊表问世。文章发表后，引起了著名化学家、化学史家法兰西学院马赛兰·贝特罗教授的极大兴趣，同年撰写了一篇评价极高的论文。

1903 年： 清光绪二十九年。

法国里昂大学教授古恒（Maurice Auguste Louis Marie Courant）对法国巴黎国民图书馆的汉籍书进行编目，发现该馆藏有1655年太和堂本《本草纲目》、1658年张朝璘本《本草纲目》、1713年本立堂本《本草纲目》、1735年三乐斋本《本草纲目》、

1657 年芥子园本《本草纲目》。

1904 年： 清光绪三十年。

由上海经香阁书庄重印"经香阁本"《本草纲目》。

同年：上海同文书局刊行《本草纲目》，为石印本，后学称其"同文书局本"。

同年：上海醉六堂刊行《本草纲目》，为石印本。

1906 年： 清光绪三十二年。

由萃珍书局石印《本草纲目》，后学者称此版为"萃珍书局石印本"。

1907 年： 清光绪三十三年。

由上海图书集成印书局铅印《本草纲目》出版。

同年：上海鸿宝斋再次复印刊行"鸿宝斋本"《本草纲目》。

同年：由益元书局刻印《本草纲目》出版，今称此版为"益元书局刻本"。

同年：由上海鸿宝斋书局石印《本草纲目》，后学者常称此版叫"鸿宝斋书局石印本"。

1908 年： 清光绪三十四年。

上海商务印书馆首次刊行《本草纲目》，为石排本。后学称此版为"商务印书馆石印本"。

同年：由上海广益书局刊行《本草纲目》，为石排本。

1894 ~   清光绪二十年至光绪三十四年间。

1908 年： 由上海图书集成印书局刊行《本草纲目》，题称《增广本草纲目》。铅印本，后尊称此版《本草纲目》叫"图书集成印书局本"。序次为张朝璘序、吴毓昌序。附刊有《濒湖脉学》《奇经八脉考》《本草万方针线》《本草纲目拾遗》。

1909 年： 清宣统元年。

由上海鸿宝斋书局再次石刻印行《本草纲目》，今亦称此版为"鸿宝斋书局石印本"。

同年： 由上海经香阁书庄再印"经香阁本"《本草纲目》。

同年： 由上海经香阁石刻印行《本草纲目》，现称此版为"上海经香阁石印本"。

同年： 江苏医家丁福保撰成《丁氏医学丛书》，在该书序言中感叹："李濒湖撰《本草纲目》，包罗宏富，味其膏腴，可以无饥矣！有明一代，仅取此一人焉！"

1911 年： 清宣统三年。

美国教会医生图尔（George A.Stuart）把史密斯对《本草纲目》草木部研究作品加以增订，在中国上海出版刊行。

同年：《中西医研究会刊》刊记《四库全书提要医家类》，在书中第37~38页载有"《本草纲目》52卷、《奇经八脉考》1卷、《濒湖脉学》1卷"内容介绍。

第三章

民国时期（1912～1949年）

李时珍《本草纲目》大事年谱

民国时期，在西学东渐和日本明治维新废除汉医的影响下，民国政府限制中医，甚至听任废止中医，致使中医教育被摒弃于官方学制之外。

在时代大潮的影响下，许多知识界人士也都借批评中医药来显示对科学的崇尚。1929年2月，南京政府卫生部召开第一届中央卫生委员会会议，通过余云岫提出的《废止旧医以扫除医事卫生之障碍案》，即近代中医史上著名的"废止中医案"。中医药处于极端被排斥的地位，中华民族的中医药事业的发展也因此受到了极大的冲击，一直处于自生自灭的状况。新文化的创始人之一鲁迅，早年因父亲得病经中医治疗无效，曾对中医持怀疑态度。然而，对中医药亦持有否定态度的鲁迅先生却独厚于李时珍《本草纲目》，并在其《南腔北调集·经验》中对《本草纲目》作出高度评价，夸其"含有丰富的宝藏""是极其宝贵的"，并把《本草纲目》列为学习的"必读书目"。

不管民国政府亦或有地位、有影响的人士是如何压抑、贬斥甚或打击中医药，但是作为划时代的伟大著作《本草纲目》以其巨大的科学价值和医药实用性，在短短的38年时间里，海内外亦广为传播和辗转翻刊，对中医药事业的发展所起的作用也是十分巨大的。

值此李时珍诞辰500周年（即1518~2018年）之际，根据有关史料的记载和有关学者的研究成果，将李时珍《本草纲目》在民国时期1912~1949年共38年间的传播与影响大事载录如下：

1912 年： 民国元年。

由上海鸿宝斋石印刊行《本草纲目》，后附有《本草万方针线》和《本草纲目拾遗》，前有张朝璘序、沈祖燕序，全书共 24 册、4 函。

同年：鉴于鸿宝斋本《本草纲目》在医药界流行甚广，上海鸿宝斋又一次复印刊行"鸿宝斋本"《本草纲目》。

同年：上海章福记刊行出版《本草纲目》。后学称其为"章福记本"。

1913 年： 民国二年。

上海商务印书馆再次刊行石排本《本草纲目》。

1914 年： 民国三年。

上海商务印书馆又一次刊行石排本《本草纲目》。

1916 年： 民国五年。

上海锦章书局刊行《本草纲目》。该本后学称其为"锦章书局本"，为石印本，题称为"增广本草纲目"。

同年：上海鸿宝斋书局再次刊行《本草纲目》，这次是鸿宝斋最后一次复印刊行《本草纲目》。

同年：由上海鸿宝斋书局印行《精校本草纲目》，全书 12 册。

1917 年： 民国六年。

由上海鸿宝斋书局石印本《本草纲目》出版。

1918 年： 民国七年。

日本大正七年，日本牧野富太郎在《植物研究杂志》第一卷
中撰写了"本草纲目的日本刻本"一文，提到以下七种年代
不详的日本刻本，分别为：《新刻本草纲目》（据宽永本刻成）；
《新刻本草纲目》；《新刊本草纲目》（小型美浓纲判）；《和
名入本草纲目》；《校正本草纲目》；《和名入本草纲目（校
正）》；《增补本草纲目》（半纸刊）等，值得继续深入研究。

1919 年： 民国八年。

美籍德裔汉学家劳费尔（Berthold Laufer）发表了《中国伊朗
编》。在此书中，《本草纲目》被用来研究栽培植物史及中
国与伊朗文化交流史。他言《本草纲目》"学识很渊博，内
容充实。"并说李时珍是"有条理地叙述和有见识地讨论葡
萄酒的第一人。"

1920 年： 民国九年。

美国学者米尔斯（Ralph Mills）在朝鲜教学期间，积多年之努力，
将《本草纲目》译成稿本 40 余册。后因事归国，遂中断译稿
之志愿，并将《本草纲目》的译稿 40 余册和中药标本交给了
当时在北京的英国学者伊博恩（Bernard Emms Read）。

1923 年： 民国十二年。

上海商务印书馆再一次刊行石排本《本草纲目》。

同年：赵燏黄在《同德医药学》连载《本草纲目今释》一文，
这是用近代科学方法研究《本草纲目》的最早文章。

1924 年：　民国十三年。

日本大正十三年，日本日野七郎和一色太郎合著出版《和汉药物学》一书中有"李时珍画像"，该书系日本木刻。

1925 年：　民国十四年。

由上海扫叶山房刊行出版《本草纲目》，为石印本，此本后学称其为"扫叶山房本"。

1926 年：　民国十五年。

由上海商务印书馆铅印本《本草纲目》出版。

1928 年：　民国十七年。

朝鲜医家池锡永兼通东、西医术，著《本草采英》一书，此书是《本草纲目》的摘录，其意在采集《本草纲目》之精华。

同年：德国医学博士兼大学教授里奇（Dalitzsch）和其助手罗斯（Ross）博士合译《本草纲目》德文译本，在葛亭根及明兴城书店出版。该书 14 册，并附有精美插图，并非全译，金石部等已删去，只从草木部译起。

1929 年：　民国十八年。

上海商务印书馆最后一次刊行石排本《本草纲目》。

同年：德国学者许伯特（Franz Hubotter）撰著《20 世纪初之中国医学及其历史发展过程》一书，在莱比锡公开出版，书中详细介绍了中国的李时珍及其《本草纲目》。

同年：为了应对中医存废之争，黄星楼在《同仁会医学杂志》第 2 卷第 5 期第 67 页上发表"美国亦重《本草纲目》"一文，指出：科学发达的西方国家都重视《本草纲目》，我们更应该保存和利用国粹。并借此对废中医者提出了批评。黄星楼的这篇文章在当时引起了不小的波澜。

同年：德国专门研究"东方医史"专家许德氏（Fv.Hubctter）将《濒湖脉学》一书翻译成德文，由莱比锡（Dr Bruho Schindler）书店出版，但印数不多，已成为稀世珍本。

同年：日本昭和四年，日本春阳堂从 1929 年开始至 1934 年止，陆续出版了《头注国译本草纲目》，该书由白井光太郎监修，木村博昭顾问，铃木真海译，牧野富太郎、胁水铁五郎、冈田信利、矢野宗幹、木村康一考定。

1930 年： 民国十九年。

日本昭和五年，日本学者白井光太郎对在日本翻刊的各种"和刻本"《本草纲目》进行研究，并对原文作校订标点，在汉字旁用日本文片假名填注、标音，施加"训点"，以便于日本读者阅读。

同年：上海商务印书馆刊行《本草纲目》，此版系万有文库铅字排印本。后学者称其为"商务印书馆排印本"。

同年：黄劳逸在《医药学》连载《本草纲目评论》，连载 16 期，对《本草纲目》中所收的部分药物进行了研究，即阐发其化学成分与生理作用。

1931 年： 民国二十年。

《现代国医》第 2 卷 1 期转载了黄星楼 1929 年发表在《同仁会医学杂志》的《美国亦重本草纲目》这篇文章，再次引起了医药界的广泛关注。

1932 年：　民国二十一年。

由上海商务印书馆铅印出版《本草纲目》。

同年： 王吉民、伍连德合撰写我国第一部英文的《中国医史》（History of Chinese Medicine），1936 年出版了第 2 版，该书专章介绍了李时珍和《本草纲目》，称该书"是在中国药物学方面最好的著作""不朽的著作"，并详细介绍了《本草纲目》的构成和价值。

1933 年：　民国二十二年。

周大铎在《国医评论》第 3 期第 1~3 项中。详细介绍"《本草纲目》药名索引"，方便医药人士查阅之用。

同年 6 月： 中国文化革命的先驱鲁迅先生在其《南腔北调集·经验》中对《本草纲目》作过高度评介，他说《本草纲目》"含有丰富的宝藏""是极可宝贵的"。并把《本草纲目》列为学习的"必读书目"。

同年： 由上海商务印书馆铅印出版《本草纲目》。

同年： 上海商务印书馆再次刊行万有文库铅字排印本《本草纲目》。

同年： 日本昭和八年，日本白井光太郎在《本草学论考》第一则中，撰写了"关于《本草纲目》的日本汉字文刻本中提到六种刻本，其分别为：1656 年刊本，1669 年见元益轩监修本，大字正误和刻本（年代不详），1714 年稻生若水校订本，1734 年近畿书肆竹田刊本，1796 年皇都书肆广大堂刊本等。

同年： 长沙国医公会主席刘嶽仑，受友人毕伯勤之托，为《药物学问答》作序，在序中云："明万历间李时珍著《本草纲目》列药凡二千余种，而药学始粲然大备。近欧西各国且将此书译成彼国文字，附以精彩图画以资考证，可以知吾国药之价值矣。"

1934 年：　民国二十三年。

日本昭和九年，日本东京春阳堂出版《头注国译本草纲目》15 册精装铅字本。该本以金陵本为底本，将原书全文译成现代日语，并附有校注及索引。由白井光太郎、牧野富太郎和铃木真海等 15 位著名专家集体译注，后称为"春阳堂本"。这是海外唯一一部最完善的《本草纲目》外文译本。

1935 年：　民国二十四年。

由上海商务印书馆铅印出版《本草纲目》。

同年：王吉民在《中华医学杂志》第 21 卷第 10 期中，发表"英译《本草纲目》考"。

同年：医家卢朋（雄飞）所编《本草讲义》，在凡例中云："本草之作，始自神农，至时珍《纲目》出，本草之书可称完备。"又云："惟《纲目》之著，集诸家论说而成，辑者可谓匠心独运。"

同年：著名生药学、本草学家赵燏黄与徐伯鋆共著《现代本草—生药学》，他认为自己的工作主要是继承了《本草纲目》的事业。

1937 年：　民国二十六年。

宋大仁绘制的"医药八杰图"中就有"时珍殉学图"，这是国人最早绘制的李时珍医学活动图，由中西医学研究社出版。

同年：上海世界书局铜版影印出版《本草纲目》，精装三大册，附《本草药名索引》。后学称此版为"世界书局影印本"。

1940 年：　民国二十九年。

由上海商务印书馆铅印出版《本草纲目》。

1941 年： 民国三十年。

日本昭和十六年，日本东京日新书院出版，富士川游先生编著的《日本医学史》中首次介绍李时珍《本草纲目》在日本的流传情况。

同年： 英国学者伊博恩在中国从事临床及研究生涯中，历经20余年，在米尔斯的基础上，与中国学者刘汝强、李玉田与朝鲜学者朴柱秉等人合作，终于完成分期分批用英文对《本草纲目》的卷8~37、39~52总共44卷内容作了全面介绍和研究，涉及《本草纲目》的草部、谷部、果部、木部、兽部、人部、禽部、鳞部、介部、虫部及金石部。这项工程浩大，虽不是《本草纲目》的英文全译本，却是全面研究此书的佳作，为西方读者了解《本草纲目》内容提供一条捷径。

1942 年： 民国三十一年。

吴云瑞在《中华医学杂志》第28卷第10期发表《李时珍传略注》。这是近代最早的李时珍传记研究专文。

同年： 王吉民在《中华医学杂志》第28卷第11期中，发表"《本草纲目》译本考"。

1948 年： 民国三十七年。

丁济民在《医史杂志》第2卷第34期合刊中，发表"跋金陵刊本《本草纲目》"一文。向世人展示了他所珍藏的《本草纲目》最早的版本，开《本草纲目》版本研究之先河。

1949 年
10 月： 中华人民共和国成立，李时珍《本草纲目》研究迎来了一个全新的时代。

第四章

新中国成立后（1949～2018年）

李时珍《本草纲目》大事年谱

新中国成立后，党和政府提出"预防为主，团结中西医"的重要卫生方针，毛泽东于1958年10月作出重要指示"中医药学是一个伟大的宝库，应当努力发掘，加以提高"。1969年全国中医药界广泛开展"一根针和一把草"活动，这极大地促进了当时处于极端低谷的中医药事业。我国中医药的发展虽然经过一些曲折的历程，但是在党的中医药政策指引下，排除多种干扰，不断前进，改革开放以来特别是党的十八大以后，各级党委政府进一步加强了对中医药工作的领导。中医药政策得到了很好的贯彻，中医药在我国卫生工作以及当代的大健康事业发展过程中的地位和作用越来越为人们所认识，中医药统一管理体制已经确立并不断完善，中医药的临床、教学、科研机构不断扩大和充实，中医药特色更加突出，中医药事业以前所未有的速度向前发展，取得了举世瞩目的成绩。全国中医药工作者逾百万，基本形成了布局相对合理，学科分类比较齐全，人员素质不断提高的临床、教学、科研体系和规模生产的新兴中药企业及覆盖全国的中药经营网络体系。中医药事业的发展已经迎来天时、地利、人和的大好时机。

新中国成立后，党和政府高度重视李时珍的学术思想研究和《本草纲目》的科学价值研究，涌现了一大批研究李时珍及其《本草纲目》的专家学者，取得了一批重大科学成果，极大地促进了中医药事业和中医药产业的发展。

值此李时珍诞辰500周年（即1518~2018年）之际，根据有关史料的记载和有关学者的研究成果，将李时珍《本草纲目》在新中国成立后1949~2018年共69年间的传播与影响大事载录如下：

1951 年：　**2 月**：在世界和平理事会维也纳会议上，中国明代李时珍作为唯一的医药学家，被列入世界文化名人的首批名单之中，受到全世界人民的景仰。李时珍是世界上第一位获得世界文化名人誉称的中国人。

1952 年：　蒋兆和绘"李时珍画像"。系中国科学院请蒋兆和绘，莫斯科大学主楼廊厅上的由 105 块马赛克拼成的李时珍头像即照此画像制成。此后的各种李时珍画像、塑像皆以此像为范本。

　　　　　同年：著名的本草学家黄胜白在《医药学》杂志上发表"本草纲目释名批判"的文章，率先对李时珍在释名方面的问题提出质疑。

1953 年：　李时珍作为世界最伟大的科学家之一，他的头像与哥白尼、牛顿、达尔文等 60 位世界巨匠一起被镶在苏联莫斯科大学主楼的廊厅上，此举在我国医药界引起广泛的关注。

　　　　　4 月 5 日：清明节，蕲州名医及药商首次祭扫医圣墓。医药界人士推举杨务庵主祭，余楚宾读祭文，参加的还有蕲州名医李家藩、冯道明、陈建章、李慕陶、童幼琳以及药商名号培德堂、同济堂、韩春生、刘万龙、刘万顺等。

　　　　　4 月 23 日：燕羽在《上海解放日报》上撰文："我国伟大的科学家祖冲之和李时珍"。介绍了祖冲之和李时珍。

　　　　　5 月：范行准在《科学画报》上撰文"我国十六世纪伟大的药物学家——李时珍"，对李时珍作了详细介绍。

　　　　　5 月 3 日：钱崇澎在《上海文汇报》上发表"我国伟大的药物学家——李时珍"，对李时珍的伟大贡献作了深入阐述。在我国的解放初期尚知之甚少的历史条件下，这些介绍的文章对于李时珍起到极大的宣传作用。

同年：在上海成立了以王吉民为召集人的"纪念李时珍逝世360周年——李时珍文献展览"筹备委员会，成员有梁俊青（秘书）、曾广方（会计）、黄家驷、李穆生、苏祖斐、汤胜汉、唐国裕、李承估、庞京周、丁济民、范行准，并开始征集资料工作。

同年 6 月：樊立侠在《科学大众》中，撰写了"我国伟大的科学家——李时珍"一文，极大宣传了李时珍的伟大科学成就。

同年 9 月：宋大仁在《中华医史杂志》第三号上，撰写"十六世纪伟大的医药学家、植物学家——李时珍"一文，对李时珍在医药学、植物学方面的贡献进行了研究。在该杂志上刊登了张慧剑专门撰写的"李时珍传"。

同年 12 月：王吉民先生在《中华医史杂志》（1953 年 4 期）发表"李时珍《本草纲目》外文译本谈"，介绍《本草纲目》的外文译本情况。

同年 12 月：陈存仁先生在《中华医史杂志》（1953 年 4 期）发表"李时珍先生的《本草纲目》传到日本以后"，介绍《本草纲目》传到日本的情况。

1954 年：　**2 月 19~28 日**：为纪念李时珍逝世 360 周年，中华全国医学会上海分会、中国药学会上海分会、中华全国医学会上海分会医史学会联合主办的"李时珍文献展览会"在上海慈溪路 41 号中华医学会上海分会大礼堂举行。有不少展品是极为珍贵的，如《本草纲目》金陵版（系上海丁济民先生收藏，在此之前日本有学者曾谓此版本在中国久已失传），朝鲜米尔斯之英译《本草纲目》原稿，伊博思（B.E.Read）之英译《本草纲目》遗稿，李时珍故乡及墓碑照片（是新中国成立后第一次发表的原貌照片，一组8张，是上海剧本创作社特派张慧剑先生亲往蕲州采访所拍摄）等。展览会出版了特刊，著名金石家朱孔阳先生专为此会刻"李时珍文献展览会印（李时珍像）"一枚，以资纪念。

6~8月：张慧剑在《新观察》第91~95期连载了《李时珍》系列故事，是他深入李时珍故乡实地考察之后所写，很多资料是他收集的第一手真实资料，是他在考察的基础上第一次将李时珍的生卒年定在1518—1593年，这一说法至今已得到学界的认可。

同年：在广州举办的中草药展览会上也开展了"纪念李时珍逝世360周年"的展览活动。

同年：为纪念这位举世闻名的自然科学家，湖北省将墓地定为全省重点文物保护单位。

同年：英国著名科学史家李约瑟（J.Needham）编著《中国科学技术史》，在第一卷中，对李时珍及其《本草纲目》作了高度评价："毫无疑问，明代最伟大的科学成就，是李时珍那部在本草书中登峰造极的著作《本草纲目》。"并认为李时珍作为科学家，达到了同时代伽利略、维萨里同样的最高水平。

同年：承新先生编著《中国古代大科学家》一书，该书载有"李时珍传"一章节，由少年儿童出版社出版刊行。

同年：由锦章书局刊行石印本《本草纲目》。

11月：《李时珍》出版，张慧剑著，蒋兆和图，华东人民出版社出版。是新中国成立后第一本全面介绍李时珍的著作，内容全面，观点新颖。其后有多种版本《李时珍》出版，如

1959 年翟简卿编著中华书局出版，1961 年贾良编著香港育英书局出版，1984 年张慧剑著上海人民出版社出版，李凤岐编著贵州人民出版社出版，1993 年高文柱等编著天津新蕾出版社出版，1995 年董仁威编著四川少年儿童出版社出版，1996 年王文宁编著北京科学技术出版社出版，刘方成编著中国和平出版社出版，1998 年赵颖编著国际广播出版社出版，2000 年冯广海等编著中国少年儿童出版社出版等。

12 月：《本草纲目》（全六册）出版，上海商务印书馆以合肥张绍棠味古斋本为蓝本出版的铅印本重印。

1955 年：

1 月：刘柏涵在《中华医史杂志》第 1 期上发表 "关于李时珍生卒的探索" 文章，他根据李时珍墓碑和进表的考证，同意张慧剑提出的 1518~1593 年的观点，但没有确定具体的月日时间。

同年初：蕲春县人民政府拨款首次对李时珍墓地进行了修整，这是历史上有记载的地方政府第一次修葺李时珍墓，1956 年完工（一说为 1962 年完工）。

同年：法国雅克·卢瓦（Jagues Roi）教授在上海复旦大学任教期间，在中国的同事协助下，编著了《著名本草书本草纲目中之中草药》，书中介绍了《本草纲目》中的 201 种植物性中药。并在此基础上将此书扩充为《中国草木药概论》，在法国巴黎出版。

同年：民主德国的莫斯希（Alfred Mosig）及施拉姆（Gottfried Schramm）合写了《中国药用植物及药材以及中国本草学标准著作本草纲目之意义》，在柏林出版刊行。书中大篇幅介绍了《本草纲目》内容及其科学价值。

7 月：由台北文光图书有限公司出版《本草纲目》，共出六册。郑曼青先生题鉴，谢涤庸、蒲苇两先生重校。称其为"台北文光本"。

8 月：《药学通报》杂志第 3 卷第 8 期开设了李时珍研究专栏，发表了李瑚"略论李时珍的时代背景"、黄胜白"李时珍的实践精神和唯物观点"、赵橘黄"《本草纲目》的版本"、黄兰孙"李时珍对近代药学的重大影响及其治学精神"、刘寿山"略谈《本草纲目》中有关中药栽培的记载"等系列文章，这个专栏对于推动国内李时珍研究的开展发挥了积极作用。

8 月：《李时珍先生年谱》发表。王吉民撰，载《药学通报》1955 年 3 卷 8 期的李时珍专栏上，这是一篇研究李时珍生平史料的重要文章。

8 月 25 日：中华人民共和国邮电部发行"李时珍像纪念邮票"。为发行的《中国古代科学家（第一组）》（纪·33）邮票（全套 4 枚）中的第 4 枚，票面图案系蒋兆和画李时珍头像，"并有李时珍（1518~1593）医学与药学家，辑成《本草纲目》，书中载有中国药用植物 1892 种"的文字说明，面值 8 分，编号：33.4-4。

9 月：《伟大的药学家——李时珍》（连环画册）出版，忆容编文，赵松涛、李应科绘图，天津中联书店出版。

12 月：《伟大的药学家李时珍》出版，李涛撰，中华全国科学技术协会出版。

1956 年： **1 月 1 日**：国家邮电部发行了面值 8 分，与"李时珍像纪念邮票"同图的人物无齿小型张。是新中国成立以来首套无齿小型张，也是唯一的一套面值与普通邮票相等的小型张。

同年2月：原中国科学院院长郭沫若同志为修建李时珍墓题词："医中之圣，集中国药学之大成，本草纲目乃1892种药物说明，广罗博采，曾费卅年之殚精，造福民生，使多少人延年活命，伟哉夫子，将随民族生命永生，李时珍乃十六世纪中国伟大医药学家，在植物学研究方面亦为世界前驱"。

3月：电影剧本《李时珍传》问世，张慧剑编著，上海电影制片厂印，并进行拍摄。

同年：李时珍墓地修整工程完工，墓地正门建有一块高大的石碑坊，碑坊正中央刻有郭沫若同志题写"医中之圣"四个大字，墓前建有一座塔碑，塔碑上刻有著名画家蒋兆和的画像为原型的李时珍半身雕像，碑正面刻有郭沫若同志的题词，背面刻有李时珍传记。

同年：法国巴黎的科学史家华德（Pierre Huard）及其华裔同事黄明（Ming Wong）在法国报刊上发表的"中国医学家传"中，对李时珍一生及其著作作了详细介绍。

5~10月：胡长鸿在《中药通报》（1956年第5、6、8、9、10期）发表系列连载文章"从《本草纲目》看我国古代在药剂学上的成就"，系统介绍了李时珍对药剂学的发展所做的杰出贡献。

10月：《李时珍像》出版发行，蒋兆和绘，教育图片出版社出版。是新中国成立后第一次出版的科学家单张人物画像。

10月：《李时珍的故事》出版，竺方撰，北京出版社出版。

12月：《李时珍故事》出版，施若霖编写，上海人民出版社出版。

1957年初：传记影片《李时珍》发行，著名电影演员赵丹主演李时珍，上海电影制片厂摄制，中国电影发行公司发行。影片在全国各地陆续上演，影响颇大，各地报刊纷纷发表评介性文章。

3 月："李时珍文献参考资料汇目"发表，王吉民撰，载《上海中医杂志》1957 年 3 期 46 页。该文收集了 1956 年之前有关李时珍及《本草纲目》的传记、评介、文章及文物等资料目录，非正式出版的文献及文物均注明收藏处，是 1956 年以前国内外纪念李时珍活动概况的总结，对于研究李时珍史实有重要的参考价值。

4 月：《本草纲目》（精装本二册）出版，人民卫生出版社以 1885 年合肥张绍棠味古斋重校刊本为底本影印。

5 月：《本草纲目的矿物史料》出版，王嘉荫编著，科学出版社出版。

同年：香港九龙求实出版社出版《本草纲目》全一册，由实用书局总经销。称其为"九龙求实社本"。

1958 年：《李时珍事迹笔录》印行，由湖北省卫生厅组织整理编辑，内部发行。

1959 年："李时珍药园"在李时珍故乡蕲春县建立。
同年：法国人尚福劳（A.Chamfrault）在巴黎出版了五卷本法文版《中医概论》，其中的第三卷是本草，大量摘评了《本草纲目》的内容并给以论述。

1960 ～ 1973 年：尽管中国正处在自然灾害及特定历史时期，但纪念李时珍的活动却未曾中断过，各地报刊相继发表了评介，研究李时珍及《本草纲目》的文章 10 多篇。除了普通的评介性文章外，还涉及《本草纲目》的版本，药物的炮制，李时珍在科学上、临床医学上的贡献等研讨性文章。

1960 年：　苏联人费多洛夫出版了俄文版《中医概论》，书中详细介绍了中国的李时珍及其《本草纲目》。

1962 年：　**国庆节**：郭沫若在"李时珍像纪念邮票"两边又一次为李时珍题词："采药不辞艰苦，登山不怕猛虎，志在治病救人，牺牲在所不顾，人能利用自然，人能改造自然，人间化为乐土，自在掌握必然"。

1963 年：　**12 月 14 日**：郭沫若同志在参观湖北省博物馆举办的李时珍展览后再次为李时珍题词："李时珍是伟大的自然科学家，他在药物学中，尤其有特殊的成就，他的本草纲目记载药物近 2000 种，具有总结性与创造的特色，使中国医术得以推进，人民健康有所保障，他已被公认为世界第一流科学家中一位显著的人物，当永远向他学习"。

1964 年：　**2 月**：苏宏汉在《华中师范大学学报》（自然科学版 1964 年第 2 期）上发表"论李时珍本草纲目的植物种类及其学名之厘订"文章，最早对《本草纲目》中收载的植物药进行学名确定。
5 月：黄胜白在《药学通报》（1964 年第 5 期）上发表"《本草纲目》现行版本的研讨"文章，对当时流行的合肥张绍棠本存在的问题进行了讨论，指出其中换图多达数百张。
7 月：蔡景峰在《科学史集刊》（1964 年第 7 期）上发表"试论李时珍及其在科学上的成就"文章，全面系统地探讨了《本草纲目》中所体现的古代科学成就。

1966 年：　英国剑桥大学的华裔学者鲁桂珍在英国发表了《中国最伟大

的博物学家李时珍小传》（英文），书中对《本草纲目》及其作者李时珍作了高度评价。而鲁桂珍祖籍也正是李时珍的家乡湖北蕲州。

同年：台北文化图书公司用石印本影印《本草纲目》，书后附有《本草万方针线》及《脉诀考证》《濒湖脉学》。

1967 年：　日本大庭脩编著，在京都大宝印刷株式会社出版的著作中，查考到不同时期"唐船"向日本出口《本草纲目》等书的记载。1705、1706、1710、1714、1719、1725、1735、1804、1841 和 1855 年每年从南京和广州来的"唐船"都携带《本草纲目》到长崎。

同年：本草纲目五十二卷附图三卷出版，香港商务印书馆用一九五四年排印本影印。

1968 年：　《本草纲目》（附《本草万方针线》）出版，由香港实用书局用旧排印本影印。

1973 年：　美国著名科学史家席文（Nathan Sivin）与库帕（William C.Cooper）合作，发表了《人身中之药物》的长文，列举了人体产生的八种可入药的物质。文内声称："对本章讨论的人体中产生的八种物质，我们根据 1596 年李时珍的《本草纲目》的说明其制品及应用。这部书仍然是传统医生的一部标准参考书。"

同年：日本科学史家上野益三编著，东京平凡社出版《日本博物学史》，该书详细介绍了李时珍《本草纲目》在日本的传播情况。

同年：美国著名科学史家席文（Nathan Sivin）在美国出版了14卷本《科学家传记辞典》，在该书中，撰写了长篇李时珍传记。在传记中，对李时珍生平及其《本草纲目》作了全面介绍。

4月：《李时珍与本草纲目》出版，钟毅著，上海人民卫生出版社出版。

同年：韩国首尔高文社铅印出版《本草纲目》，书后附有《奇经八脉考》《脉诀考证》《濒湖脉学》及《本草万方针线》。

1974 ~ 1975年：受当时历史条件的影响，各地报刊杂志发表了一系列评介李时珍遵法反儒思想的文章。

1974年："李时珍医院"在李时珍故乡蕲春县蕲州镇成立，首任院长黄银枝，中华全国中医学会副会长、解放军305医院主任中医师高辉远教授担任名誉院长。后成为蕲春县中医院。

同年：《头注国译本草纲目》刊行增订第2版，名为《新注校定国译本草纲目》，在日本由春阳堂出版，参加增订的有薮内清、木村康一、宫下三郎、北村四郎等10多位学者。此本补正了遗误，增加许多新的资料，迄至1979年才全部出版。

1975年：2月：郭沫若同志为李时珍医院亲笔题词写院名："蕲春县李时珍医院"，此前的1974年12月28日李时珍医院党支部去函中国科学院，请求院长郭沫若同志题写院名，郭老题写后交由科学院办公室转给李时珍医院。

同年：吴熙载在《武汉大学学报（理学版）》（1975年第3期）上发表"《本草纲目》对动物学的贡献"文章，最早探讨了《本草纲目》对动物学的贡献。

同年：黄胜白、陈重明在《植物分类学报》（1975 年第 4 期）上发表"《本草纲目》版本的讨论"文章，对《本草纲目》的版本进行了再次讨论。

1976 年：英国著名科学史家李约瑟（J.Needham）在其所著的《中国科学技术史》第五卷第三分册（化学史）中，进一步评价李时珍及其《本草纲目》："不用说，我们在这些卷中经常要引证的还有一部明代著作，即中国博物学家中'无冕之王'李时珍写的《本草纲目》。至今这部伟大著作仍然是研究中国文化中的化学史和其他各门科学史的一个取之不尽的知识源泉。"

1977 年：《本草纲目》（刘衡如校点本，全四册）开始出版，由人民卫生出版社从 1977 年至 1982 年分四册陆续出版，该校点本是以明万历三十一年（1603 年）夏良心刻的"江西本"为蓝本，旁校各种版本进行校勘的，有 12 600 多条校注。

10 月：《李时珍故乡医药》（第一辑）发行。收集了蕲春县医药人员撰写的论文，经验介绍 140 余篇。旨在反映本县中医药人员在继承和发扬李时珍医药学科方面的贡献。蕲春县卫生局编印，内部发行。

1978 年：**3 月：**《本草纲目简编》出版，武汉大学生物系《本草纲目简编》小组编，湖北人民出版社出版。

4 月：《伟大的医药学家——李时珍》出版，周一谋撰，湖南人民出版社出版。

同年：湖北省人民政府拨款第二次重修李时珍墓，并将其扩建为李时珍陵园。将李时珍夫妇墓与其父母墓合并，用大青石块砌成一个大墓，墓左前侧建起一个以李时珍号命名的仿古琉璃瓦亭——濒湖亭，与右侧东璧亭相对应，还新建一栋仿古建筑的两层楼房——望景楼，陵园内开辟了药园。

同年：日本著名学者矢岛祐利在其主编的《日本科技史》中指出："《本草纲目》刊行后不到二十年就已在庆长十二年（1607年）传入我国。它支配了我国江户时代的本草、博物学界，其影响更远及至19世纪末叶。"

1979 年：　**1 月**：《国外医学·中医中药分册》（1979 年第 1 期）上刊载了李约瑟研究所的华裔英国科技史家鲁桂珍等人的"中国伟大的博物学家李时珍"译文，使国人知道国外学者是如何研究和评价李时珍的贡献和成就。

　　　　　　同年：日本春阳堂影印出版了《本草纲目附图》，收录金陵版、钱衙本两种附图，并附有日本学者宫下三郎的解说，并认为金陵版附图是李时珍三个儿子参照《证类本草》图仓促绘成。

1980 年：　**5 月**：在陵园的基础上正式成立了国家文物保护机构——-李时珍墓文物保管所，随后又成立了李时珍纪念馆，纪念馆与文物保管所是一个单位两块牌子，首任馆长张月生、副馆长宋光锐，馆名"李时珍纪念馆"系中国佛教协会主席、著名书法家赵朴初亲笔题写。纪念馆收藏有展品 1500 多件，有顺治版《本草纲目》、日本春阳堂版《本草纲目》等 15 种版本，顾景星《白茅堂集李时珍传》、明清碑刻、各种历史照片及名人题词等珍贵文物资料。

1981 年：　蕲春县卫生局筹建李时珍医史文献馆，得到了卫生部和省地县各级政府的大力支持。

6月12日：卫生部拨款7万元用于李时珍医史文献馆征集、整理文献资料。

同年：蕲春县人民政府为做好李时珍文物资料征集工作，发文通知各级政府广泛动员，积极开展收集文物资料工作。一批与李时珍有关的文物资料被发现，重要的有李时珍所著《痘科》（一套三本）系一百多年前的版本；刻有李时珍写的中药炮制理论著作的石碑一块；清代重立、天启甲子坊表一块，上书李时珍为"太医院院判"（即"四贤坊表"故碑），李时珍生前打水煎药的"明月太清池"古井一口等。尤其是四贤坊表故碑尤为珍贵，李时珍、李建中、李建木和李树初被奉为蕲州四贤，明天启四年（1624年）蕲州建成"四贤坊表"，后经战乱倒塌，光绪乙巳年（1905年）重立坊表，后毁，四贤坊表故碑佚失，这次系首次发现。

同年：中国科学院著名学者潘吉星先生，对《本草纲目》在朝鲜的传播影响做研究，并在《情报学刊》第二期中撰文发表。

同年：《李时珍》（连环画）出版，林绍明编文，刘旦宅绘画，上海人民美术出版社出版。

同年：日本本草学史家森村谦一在其主编的著作《本草纲目和解题》中说："（《本草纲目》）在整个自然科学史上有世界的价值。"

1982年：　**2月23日**：国务院将李时珍墓公布为第二批全国重点文物保护单位。同年，湖北省政府在陵园立重点文物保护单位标志碑。

同年：蕲春县政府为迎接"纪念李时珍逝世390周年学术讨论会"召开，破土动工建濒湖宾馆、濒湖会堂。

5 月：中国科学院潘吉星教授在美国首都华盛顿全美最大的国会图书馆里，发现有 1596 年金陵版《本草纲目》和 1603 年江西本《本草纲目》。

6 月：陈存仁先生的"李时珍先生年谱"发表在《中华医史杂志》1982 年第 2 期上。

7 月：湖北省城市规划设计院承担了整个陵园的建设规模规划设计工作，同时墓地进行了第三次修整，修整后的陵园以全新的面貌迎接各方人士的参观。

同年：齐苕编著《李时珍和本草纲目》，中华书局出版。

11 月：《本草纲目》（刘衡如校点本，16 开精装本上下册）出版，人民卫生出版社。

12 月：《本草纲目附方分类选编》出版，陕西省中医药研究院编，人民卫生出版社。

1983 年：

1 月：《李时珍的传说》（第一辑）发行，该书搜集李时珍故乡民间传说中的有关李时珍的故事 40 篇。蕲春县文化局编印，内部发行。

同年初：由湖北省卫生厅、蕲春县人民政府等八个单位联合成立筹备小组，筹备召开"纪念李时珍逝世 390 周年学术讨论会"。

同年："李时珍医史文献馆"正式成立，首任馆长李阳，中国书法家协会主席、著名书法家舒同同志为该馆题写馆名。该馆收藏古代医药本草及经史书籍千余册，《应验灵方》木刻板一套 50 多块，四贤坊表故碑一块以及当代著名的医药学家、书画家等名人题词百余幅。

6 月 20 日：社会科学院院长方毅同志为纪念李时珍逝世 390

周年题词：“继承祖国文化遗产，建设社会主义精神文明。纪念李时珍逝世三百九十周年”。

7月：全国政协主席邓颖超同志为纪念李时珍逝世390周年题词："学习医圣李时珍治学与实践的精神，发扬医圣高尚医德，为社会主义四化建设服务"。

同年：为迎接纪念李时珍逝世390周年学术讨论会的召开，分别在李时珍陵园和李时珍医院各建造一座李时珍全身塑像，陵园塑像是李时珍手握一卷《本草纲目》，双目凝视前方，似乎在思考一个难解的医药问题，称"李时珍著书像"；医院塑像是李时珍一手握锄头，一手拿着曼陀罗的果实，称"李时珍采药像"。同时，湖北省及蕲春县编印了一系列有关文献资料。

7月：湖北中医学院科研处编辑出版了《纪念李时珍逝世390周年学术讨论会文集》。

7月：樊润泉编《本草纲目健康长寿医方类聚》，由湖北中医学院科研处印刷发行。

8月：《黄冈医药》（湖北黄冈地区卫生局、中华全国中医学会湖北黄冈分会主办）出版《纪念李时珍专辑》。

9月：蕲春县卫生局编印发行了《李时珍医案医话录》。

9月：蕲春县文化局编印了《李时珍传记选》。

9月17~20日："纪念李时珍逝世三百九十周年学术讨论会"在蕲春县濒湖会堂隆重举行。与会者包括来自于全国25个省市的专家、教授、医药工作者及有关方面的代表达250余人，交流论文186篇，会上宣布着手筹建李时珍研究会。会议同时发行了由大会秘书处编印的《纪念李时珍逝世390周年学术讨论会论文集》和蕲春县人民政府编印的《纪念李时珍逝世390

周年》。

9 月 21~24 日："全国首届药学史学术讨论会议暨药史学会成立大会"在蕲春县召开。会议以李时珍研究为重要主题，交流的论文大部分是研究李时珍及《本草纲目》的，是又一次纪念李时珍的全国性学术活动。同时中国药学会药学史分会正式成立，首任主委李维桢，此后，该分会成为李时珍及《本草纲目》研究学术团队中的主力军。

9 月：李裕教授发表论文"李时珍生平考疑"（见《纪念李时珍逝世 390 周年学术讨论会论文集》74~76 页），认为仅凭墓碑难以确定李时珍的卒年，并提出自己考证的结论：李时珍的生卒年当为 1515~1590 年，但此说并未得到学界的认可。

1984 年：李时珍墓文管所根据上级指示，为加快陵园建设，提出了修建李时珍纪念馆和兴建国药馆的设想，得到了各界的支持。

同年："李时珍纪念馆"修建工程正式开工。

同年：日本矢部一郎编著《江户之本草》出版，日本东京科学社出版，介绍了在江户时代《本草纲目》在日本刊刻和学习的盛况，并分析了《本草纲目》对日本本草学带来的影响。

同年："李时珍武当山采药"绿松宝石雕塑落成，后安放在人民大会堂湖北厅，该玉雕重达 33kg，原石采自湖北郧县云盖山，1981 年出土，由武汉玉雕厂著名工艺师洪亨铨费时 3 年雕琢而成，是迄今为止最为珍贵的一尊李时珍雕像。据韩进林统计，截至 2009 年全国各地的李时珍雕像大约有 2 万尊以上，是目前世界上个人雕像最多的人。

同年 8 月：《李时珍研究》出版，湖北省中医药研究院医史文献研究室钱远铭主编，广东科技出版社出版。

同年 8 月 30 日：美国哈佛大学教授，著名植物分类学家胡秀英博士参观访问李时珍故乡后为李时珍题词："集千秋华夏药物知识，启万世保健科学研究"。

同年 8 月：马继兴、胡乃长联合在《中医杂志》（1984 年第 8 期）上发表文章"《本草纲目》刻版简录"，其后二人在湖北科学技术出版社《李时珍研究文集》中又公开发表"《本草纲目》版本考察"文章，将国内所收藏的 60 多种版本分为金陵本、江西本、武林钱衙本（杭州本）、味古斋本（合肥本、张绍棠本）4 个版本系统，从此形成了《本草纲目》版本的"一祖（金陵本）三系（江西本、钱本、张本）"。

同年 10 月：邓明鲁，高士贤在《吉林中医药》杂志（1984 年第 5 期）上发表"《本草纲目》中动物药本草学研究概况"一文系统介绍了李时珍在动物本草学上的贡献。

同年 12 月：中华人民共和国卫生部副部长、国家中医管理局局长胡熙明同志参观李时珍故乡后为李时珍医院题词："继承发扬李时珍医药学思想，努力把李时珍医院办好"。

同年 12 月：原全国人大常委会副委员长王任重同志参观李时珍陵园并题词："本草纲目中药典，药圣业绩中外传，时间无限人生促，珍惜光阴勤钻研"。

1985 年： 1 月：在印度举办的国际药理学术会议上，印度国家医药学研究院举办了一个医药展览，入口处是大幅李时珍画像，还有许多中医药展品和各种版本的《本草纲目》。

4 月："李时珍国药馆论证会"在湖北省文化厅的主持下召开了，来自于全国各地的专家教授对建立"李时珍国药馆"的必要性、可行性进行充分论证，并就如何办好国药馆、加快陵园建设提出了许多合理化建议。

4月25日："李时珍研究会"在李时珍故乡湖北蕲春县成立。由湖北中医学院教授李今庸任会长，中国科学院自然科学史研究室主任潘吉星和蕲春县人民政府副县长宋翠莲任副会长，蕲春县李时珍纪念馆宋光锐任秘书长。

5月：《李时珍和他的科学贡献》出版，李裕、樊润泉等编著，李今庸审定，湖北科学技术出版社出版。

7月：蕲春县政府决定在扩建李时珍陵园的同时，扩建李时珍医院，修复李时珍父子生前行医处"元妙观"，并把这项工程列入县"七·五"规划，这一决定得到了卫生部及省政府的大力支持。

8月：《李时珍研究论文集》出版，中国药学会药学史分会编辑，湖北科学技术出版社出版。该书是收载李时珍研究的13篇重要论文，从李时珍生平治学态度到《本草纲目》版本、图谱、国内外传播，在植物学、中药炮制方面的成就，百病主治药与现代药学研究的关系等均有论述，是药学史分会首次会议论文汇集正式出版物，是研究李时珍的一本重要的参考书籍。

1986年：

1月：赵中振在《中药材》杂志上发表"《本草纲目》所引本草著作简介"文章，系统介绍了李时珍在编写《本草纲目》时参考的历代本草书籍。

2月："中国历代名医学术经验荟萃丛书"《医药并精的李时珍》出版，周安方编著，北京燕山出版社出版。

5月：为李时珍故乡早日建成"医圣国药馆"，在武汉参加全国中药制药横向联系会议的国家医药局下属八省十一家中药厂成立集资募捐筹备组，向全国500多家中药厂提出募捐倡议。

这一倡议得到全国各家药厂的积极响应，半年时间募捐数额达130多万元，为国药馆建设顺利进行提供了必要的财力保障。

9月：《李时珍濒湖集简方》出版，该书系蕲春县新华书店张梁森辑，湖北科学技术出版社出版。该书原书已遗失，这是首次辑复出版。

9月11~13日：由日本关西大学药学博士、科学史本草学教授宫下三郎和日本武田药品工业株式会社中央生药研究所主任研究员大盐春治组成的日本医药代表团专程前来参观访问李时珍故乡，代表团向李时珍纪念馆赠送日本春阳堂出版的《头注国译本草纲目》一套，在李时珍医史文献馆题词留念。

11月24日：英中友协会长、英国皇家科学院院士、东亚科学技术历史图书馆馆长、《中国科学技术史》主编李约瑟（J.Needham）博士以92岁高龄参观访问了李时珍故乡，随同来访的有李约瑟博士的合作者鲁桂珍博士和英国记者坦普尔先生。李约瑟在李时珍故乡题词："明代最伟大的科学成就是李时珍的《本草纲目》""他在书中所留下的渊博知识与才华将不受时间影响永葆一新！"

12月：李时珍次子李建元墓志残碑在蕲州发现。墓志记载了李建元的生卒时间和他携带的《本草纲目》和父亲李时珍遗表于"丙申冬以单骑抵燕京奉上"的情况。该墓志残碑还记载李时珍有一个叫李树良的孙子。

同年：《本草纲目医案医话选注》出版，山广志编著，中国展望出版社出版。

同年：《〈本草纲目〉医案类编》出版，金汉明、刘增编著，山西科学教育出版社出版。

1987 年：　湖北电视台拍摄电视风光片《李时珍陵园》，同年由湖北电视台播出。

7 月 8 日：邓小平同志为李时珍纪念馆、李时珍药物馆题写馆名。

11 月：日本著名本草学家、日本富山医科药科大学教授难波恒雄博士参观访问李时珍故乡。

同年：日本渡边幸三著《本草书的研究》出版，日本大版杏雨书屋出版，该书对《本草纲目》的日本刻本作了介绍。

1988 年：　**4 月**：《李时珍史实考》出版，湖北省中医药研究院、湖北蕲春县卫生局、文化局编著，广东科技出版社出版。该书是由编写单位联合组成李时珍史实研究小组分赴全国各地，查阅文献，结合民间调查走访，汲取已有的科研成果编撰而成的，是一部不可多得的李时珍研究史料的重要参考书籍。

4 月：梅全喜在《浙江中医杂志》（1988 年第 2 期）上发表"《本草纲目》植物部分校正条初探"文章，系统探讨了《本草纲目》"校正"条对药物品种考证的意义和价值。

6 月：《奇经八脉考研究》出版，湖北省中医药研究院钱远铭主编，广东科技出版社出版。

同年：由世界图书出版公司（西安）出版《本草纲目》，吕兰熏编译。

同年：由中国书店影印《本草纲目》出版发行。

同年：日本服部敏良著《江户时代医学史之研究》出版，日本东京吉川弘文馆出版，介绍了《本草纲目》在日本江户时代的翻刻出版及学习情况和《本草纲目》对日本本草学带来的影响。

9 月 22~24 日：中华全国中医学会主持召开的"纪念李时珍

诞辰 470 周年暨学术交流会"在蕲春县隆重举行。到会正式代表 108 人，卫生部副部长兼国家中医药管理局局长胡熙明同志到会作了重要讲话。开幕同一天，蕲春县邮电局发行了"纪念李时珍诞辰 470 周年暨学术交流大会"纪念封一套两枚。

10 月 10~12 日：中国科协、中国药学会、中国系统工程学会、中华医学会、中国中西医结合学会、中国植物学会、中国针灸学会、中国科学技术史学会八大学会联合主持召开的"纪念李时珍诞辰 470 周年国际学术讨论会"在北京举行，到会代表 96 人，发表论文（摘要）97 篇。开幕的同一天，北京市邮电公司发行了"纪念李时珍诞辰 470 周年学术交流会"纪念封一枚。

10 月：《〈本草纲目〉精要》出版，湖北省中医药研究院钱远铭主编，广东科技出版社出版。

12 月 1 日：全国政协副主席王恩茂在李时珍纪念馆题词："继承和发扬李时珍中医药传统，更好地实行中西医结合，增进人民健康，造福子孙后代"。

1989 年： **3 月**：《本草纲目选译》出版，杨孝麒编著，湖南科学技术出版社出版。

同年：《本草纲目导读》出版，唐明邦著，巴蜀书社出版。

6 月：梅全喜在《杏苑中医文献杂志》（1989 年第 2、3 期）上发表连载文章"建国以来纪念李时珍活动大事记"，系统介绍了 1989 年之前的国内有关李时珍纪念的主要活动情况。

1990 年： **1 月**：李时珍中医药研究所在李时珍故乡湖北蕲春成立，首任所长梅全喜。

1月：陈重明研究员在《中药材》杂志（1990年第1、2、3期）上发表连载文章"《本草纲目》对我国植物学研究的贡献"，系统介绍了李时珍对我国植物学发展所作出的成就。

2月：王绪前在《浙江中医药大学学报》（1990年第2期）上发表"《本草纲目》新增药物意义探析"，较早探讨了《本草纲目》中新增药物对于开拓应用、丰富研究资料的重要价值。

10月：《时珍国药研究》杂志（季刊）在湖北省黄石市创刊。名誉主编王绵之、高辉远，张世臣任编委会主任，主编邓来送，社长朱保华。该刊是我国唯一以继承弘扬李时珍宝贵医药经验和学术思想为主旨的综合性中药学术刊物，为推动李时珍研究的深入开展发挥了积极作用。

同年：中国杰出历史人物第（7）组纪念银币—李时珍发行，图案正面为国徽，反面为李时珍，规格36mm，重量22g，面值5元，发行量30 000枚，沈阳造币厂铸造。

1991年：

2月7日：为弘扬李时珍精神，提高李时珍故乡知名度，蕲春县人民政府规划在李时珍故里蕲州镇（从1991年起）每年举办一届"李时珍医药交易会"。为迎接药交会召开，中共蕲春县委、县人民政府决定成立首届李时珍药物交易会筹备委员会，县委副书记周康启任主任，下设办公室。

5月19日：蕲春县委、县政府召开首届李时珍药交会动员大会，动员全县力量筹办，并在蕲州启动兴建了李时珍药物一条街、药商楼、医圣楼、医圣阁、李时珍大药店、药都宾馆等18项主要工程。

8月5日：首届李时珍药交会新闻发布会在武汉举行。

8月：《李时珍述药菜谱》出版，余彦文、余明海编著，湖北科学技术出版社出版。

9月25日：人民日报社、湖北日报社、黄冈报社和蕲春县人民政府联合主办的"李时珍杯中医药摄影大奖赛"作品展览在北京工艺美术馆开幕。该次大赛收到作品3000多件，评选出135件获奖作品，在北京展出后全部作品移至李时珍故乡李时珍纪念馆内永久展出。

10月3日：《李时珍巧释无血案》（上下集）电视剧首映式在县政协礼堂举行。王槐堂（湖北蕲春人）创作，湖北电视台摄制。

10月10~15日：由蕲春县人民政府主办，东方中药企业集团、湖北省中药材公司、医药公司等单位联合协办的首届李时珍医药交易会在医圣故里蕲州镇隆重举行。

10月12~14日：为纪念《时珍国药研究》杂志创刊一周年，全国政协副主席王任重同志亲笔为《时珍国药研究》题写刊名，中国中医药学会中药学会、《时珍国药研究》杂志社在黄石共同举办了"李时珍国药研究学术交流会"会议收到论文350余篇，录用200篇参加会议交流，到会代表160多人。

10月：纪念蕲春县首届李时珍医药节首日封发行，共发行2500套，每套2枚，分别为"李时珍在编写《本草纲目》"和"李时珍上庐山采药"，方茂联创意，李守群设计画图。

同年：《李时珍评传》出版，唐明邦著，南京大学出版社出版。

同年：在中国台湾由台北文化图书公司出版《重订本草纲目》精装25开上、下两册，影印排印断句版，铅字活排本。

同年：由上海古籍出版社根据文渊阁本影印出版《本草纲目》。

同年：经国务院有关部门和省医药、卫生、工商等主管部门的同意，在蕲州设立了李时珍中药材专业市场。

同年：《李时珍的故事》出版，陈协琹、王仁德编著，河北少年儿童出版社等三家出版社联合出版。

1992 年：

5 月 9 日：北京科学教育电影制片厂摄制的科教电影《李时珍与本草纲目》首映式在北京全国政协礼堂隆重举行。全国政协副主席程思远等领导出席了首映式。人民日报、中央人民广播电台、北京人民广播电视台、北京电视台、新华社国内部等 20 多家新闻单位参加了首映式。蕲春县副县长叶爱新出席了首映式并讲话。

7 月 4~5 日：缅甸国家卫生部传统医药局局长 Dr.SeinYi（吴桑伊博士）一行三人考察访问了李时珍医院、李时珍医史文献馆，李时珍陵园及李时珍纪念馆，并与李时珍故乡的医药卫生界的领导专家举行了座谈会。

7 月：《世界历史名人画传·李时珍》（连环画）出版，秦牧撰文，丘玮绘画，江苏教育出版社出版。

10 月 8 日：第二届李时珍药交会开幕式在新落成的时珍体育场举行。

11 月：《本草纲目医案探析》出版，张树生、王芝兰编著，中国医药科技出版社出版。

同年：日本大阪东方出版社影印出版了金陵版《本草纲目》，该影印本是日本收藏的版本，比较忠实地反映了该版的原貌。并附有日本著名学者宫下三郎撰"解说"一卷。

同年：合肥黄山书社影印出版《本草纲目》。

12 月 8 日：省委、省政府决定从 1993 年起李时珍医药节药交会由省政府牵头举办。中国湖北首届李时珍医药节暨第三届药物交易会筹备委员会即日在武汉正式成立，省委常委、宣传部长、省文化交流协会主任王重农任主任委员。

1993 年：
6 月 18 日：纪念李时珍逝世四百周年国际学术研讨会暨第三届李时珍药物交易会新闻发布会在北京举行。会议由国家中医药局副局长张洪魁主持，卫生部部长崔月犁、卫生部副部长兼国家中医药管理局局长张文康等出席会议，中国中医研究院等众多医药界专家、新闻界代表 100 多人参加新闻发布会。

7 月：《蕲州药志》出版，梅全喜主编，中医古籍出版社出版。该书总论部分重点介绍李时珍故乡的医药历史发展及中草药资源概况，各论介绍李时珍故乡产量大、质量优的道地药材 250 余种。书中整理的一些民间医药经验不少是李时珍亲授口传和后人从《本草纲目》中发掘出来并经历长期验证而流传下来的。

8 月：《神医李时珍》出版，郑伯成等编著，湖北少年儿童出版社出版。

8 月：《本草纲目补正》出版，梅全喜主编，中医古籍出版社出版。该书对《本草纲目》中记载的药物在品种、来源、分类、性状、炮制、鉴别、性味、功能、应用、配伍禁忌等方面存在的重要错误进行了系统补正和纠误。全书载文 141 篇，涉及药物 200 多种，是我国第一部对《本草纲目》进行全面系统地补正和纠误的专著。

9 月：谢宗万、唐晓军在《时珍国药研究》（1993 年第 3 期）上发表"《本草纲目》'释名'对中药品种考证的重要意义"一文，研究了"释名"条对于中药品种考证的重要参考价值。

9 月：郝近大、谢宗万在《中国药学杂志》（1993 年第 9 期）上发表"对《本草纲目》'集解'用于药物品种考证的体会"

一文，启动了他们对《本草纲目》药物基原考证的序幕，随后他们二人及其学生先后对《本草纲目》中的蓼科、禾本科、毛茛科、蔷薇科及百合科植物的基原进行了系统考证。

9月: 金陵版《本草纲目》出版，上海科学技术出版社影印出版。以上海图书馆收藏的金陵本为底本定额影印，为特精线装本，共 10 册，分装二书函，封面书名"本草纲目"金陵初刻本，由上海著名老中医何时希题写。

10月5日: 全国政协副主席叶选平题词："纪念和学习李时珍，振兴中医药事业"。

10月8~15日: 由湖北省人民政府主办的"中国湖北省首届李时珍医药节暨第三届药物交易会"在李时珍故乡蕲春县隆重举行。蕲春县邮电局特发行有湖北省委书记、省人大常委会主任关广富题词的纪念封一套 2 枚，图案分别是"李时珍侧面像"和"时珍故里蕲州风光"，郑安康设计。

10月10日: 由湖北省科协、中国中医药学会中药学会等单位联合举办的"纪念李时珍逝世 400 周年国际医药学术研讨会"在蕲春县召开，来自全国 23 个省、市、自治区和日本、马来西亚等国家的 203 位代表参加了会议。卫生部副部长、国家中医药管理局局长张文康、国家中医药管理局副局长张洪魁、省委常委、省委宣传部长王重农等领导出席了研讨会。会议历时三天，共收到论文 293 篇，经专家评审后，226 篇录入大会论文集。

同年: 上海古籍出版社影印本《本草纲目》（为《四部精要》的子部二）出版。

同年底: 《本草纲目通释》出版，陈贵廷主编，学苑出版社出版。

1994 年：　**8 月**：《本草纲目》（全本之 1~4）出版，明李时珍原著，冉先德主编（校注），中国国际广播出版社出版。

10 月 8 日：中国湖北第四届李时珍中药材交易会开幕式在湖北蕲春时珍体育场举行。

同年底：《白话本草纲目》出版，李时珍原著，漆浩主编（翻译），学苑出版社出版。

12 月：《白话精译本草纲目》出版，明李时珍原著，俞炽阳等译，重庆大学出版社出版。

12 月 31 日：《健康报》发表"李时珍真貌之谜"一文，披露李时珍真貌画像封存 40 年的真实情况，事实上这个李时珍画像并非李时珍的真貌，所谓的"李时珍真貌像"极有可能是从日本出版的本草纲目书中复制过来的画像，据赵中振教授考证这个画像与日本《和汉药物学》中的"汉方本草学之翘祖李时珍氏画像"十分相似。

1995 年：　**1 月**：梅全喜在《中药材》杂志（1995 年第 1、3、7 期）连续发表文章"《本草纲目》药物分类补正建议""《本草纲目》部分药物性味问题"和"《本草纲目》药物毒性议"，对《本草纲目》中药物分类、药物性味及药物毒性的记载不当的地方进行了系统探讨，提出了补正的建议。

7 月 11 日：中国湖北第二届李时珍医药节暨第五届李时珍药交会新闻发布会在北京亚运村召开，蕲春县长黄俊出席并介绍了第二届李时珍医药节暨第五届李时珍药交会筹备情况。

同年：《本草纲目实用便方》出版，顾植山、储崇华主编，安徽科学技术出版社出版。

同年：由李世增、林毅校注的《本草纲目》，由重庆大学出版社出版。

10 月 8~13 日：由湖北省人民政府、湖北省对外文化交流协会、湖北省医药总公司等联合主办的"中国湖北第二届李时珍医药节暨第五届药交会"在李时珍的故里——蕲春召开。

10 月 20 日："李时珍电话磁卡"在蕲州李时珍纪念馆首发，每套 4 张，面值 160 元。是黄冈地区第一套以历史人物命名的电话磁卡，磁卡（编号：E·HBT-19）图案由著名画家黄河清设计，画面分别为"博览药籍""深山采药""苦尝百药"和"修订本草"。

10 月：中央电视台"中华文明之光"摄制组到蕲春拍摄电视系列片《李时珍与本草纲目》，撰稿：北京大学教授姚伯岳，编导：郭兴达，1996 年 3 月中央一台播出，并发行海外。

1996 年：

4 月：蕲春县卫生局正式任命湖北省蕲春县李时珍中医药研究所王剑同志担任所长，使该所停滞多年研究工作重新获得启动。

10 月 8~13 日：中国湖北第 6 届李时珍药交会暨纪念《本草纲目》刊行 400 周年全国中医药学术会在蕲春召开。学术会议由中国中医药学会、全国医古文研究会。全国中医药文献研究会和蕲春李时珍研究会联合举办，本次会议收到论文 668 篇，录用 326 篇，集结出版了《李时珍中医药》论文集。本次会议上为原属于蕲春县管辖的李时珍研究会升格为国家二级学会作了组织准备。

10 月：刘山永先生在纪念《本草纲目》刊行 400 周年学术会上发表"《本草纲目》版本源流概况和首刻金陵版本特点"文章，指出：在明清两代众多的版本中，以金陵本、江西本、石渠阁本、六有堂·太和堂本、张朝璘本、张云中和张绍棠本等7个版本最有代表性。

10月8日：中国集邮总公司与湖北省集邮品制作中心联合发行纪念封一枚，编号：PFN·HB（E）-1。纪念封图案为李时珍画像与《本草纲目》；纪念戳图案是《本草纲目》著作，设计者陈景异。同时蕲春邮电局与湖北省集邮品制作中心联合发行《李时珍与本草纲目》专题邮票册（E·PCZ-2）以示纪念。

10月：《李时珍学术研究》出版，王剑主编，中医古籍出版社出版。

10月10日：日本岐阜药科大学水野瑞夫教授访问李时珍故乡。

11月1日：李时珍纪念馆被教育部、民政部、文化部、国家文物局等单位联合授予"全国中小学爱国主义教育示范基地"。

同年：李若溪、大车编的全图附方本《本草纲目》由重庆大学出版社出版发行。

同年：由刘方成、敢峰著《李时珍》，中国和平出版社出版。

同年：由夏魁周等校注《本草纲目》，中国中医药出版社出版发行。

12月：《本草纲目用药原理》出版，朱盛山等编著，学苑出版社出版。

12月：《本草纲目特殊制药施药技术》出版，朱盛山等编著，学苑出版社出版。

1997年：

1月：《本草纲目用药实例传记》出版，朱盛山等编著，学苑出版社出版。

1月：《本草纲目万方对证治验录》出版，朱盛山编著，学苑出版社出版。

4月30日： 中国中医药学会正式批复成立"中国中医药学会李时珍学术研究会[中会字（97）第19号]"，为国家二级学会，并挂靠在"湖北省蕲春县李时珍中医药研究所。"

5月5~7日： 中国中医药学会李时珍学术研究会成立暨工作会议在蕲春县濒湖宾馆召开。大会选举了以北京中医药大学钱超尘教授为主任委员的第一届委员会，王剑担任秘书长。此后，在该会的组织下定期举办学术研讨会议，成为李时珍及《本草纲目》研究的主流力量。

6月10日： 李时珍纪念馆被中共中央宣传部确定为"全国爱国主义教育示范基地"。

7月31日： 国家中医药管理局、卫生部、国家工商行政管理局联合批文，国中医药生[1997]36号文件作出《关于对湖北蕲州中药材专业市场申请验收报告的批复》，正式批准在李时珍的故乡——蕲州镇设立"湖北蕲州李时珍中药材专业市场"，至此，蕲州中药材专业市场正式跨入了全国17家中药材专业市场行列。

10月8~12日： 由湖北省人民政府、湖北省对外文化交流协会、黄冈市人民政府、蕲春县人民政府联合主办的"中国湖北第三届李时珍医药节暨第七届中药材交易会"在李时珍的故里——蕲春召开。湖北省集邮品制作中心与蕲春县邮电局联合制作发行专题邮票册《李时珍论药（一）》（编号：E·PCZ·9）以示纪念。

同年： 沈阳出版社出版的编排本《本草纲目》发行。

1998年： **1月：** 《本草纲目字词句研究》出版，李从明著，上海中医药大学出版社出版。

1月：《名医李时珍与〈本草纲目〉》出版，朱保华等主编，中国中医药出版社出版。

1月：梅全喜在《中医文献杂志》（1998年第1期）上发表"试论李时珍对艾叶的认识和应用"文章，全面系统介绍了李时珍对家乡的地产药材艾叶（蕲艾）的研究与应用。

3月：《鄂东四大名医》出版，熊传海主编，中医古籍出版社出版，该书一个重要部分就是介绍了鄂东四大名医之一李时珍。

6月：《本草纲目彩色图谱》出版，沈连生主编，华夏出版社出版。

7月：《本草纲目彩色药图》出版，邱德文、吴家荣等主编，贵州科技出版社出版。

8月：《时珍国药研究》杂志从1998年第4期开始更名为《时珍国医国药》杂志。编委会主任肖培根、梅全喜，社长兼总编朱保华。并从1999年1月起由双月刊改为月刊。

9月：《医圣李时珍》出版，张梁森著，湖北人民出版社出版。

10月：《本草纲目》（新校注本）出版，刘衡如之子刘山永校注，华夏出版社出版。

10月8~10日：纪念李时珍诞辰480周年暨98'国际李时珍学术研讨会在湖北蕲春县濒湖礼堂隆重举行，来自于海内外的260余人参会，日本著名的医史文献学者真柳诚教授及韩国、新加坡学者等参加了这次会议，并由中医古籍出版社出版了《纪念李时珍诞辰480周年学术论文集》一书，收载论文109篇。国家中医药管理局副局长佘靖向大会电贺。中国湖北第八届李时珍中药材交易会同期举行。

同年秋：湖北李时珍医药企业有限公司成立，由中国台湾舒家康药业有限公司首次投入 1000 万美元，与原李时珍药厂合资建立。2001 年该公司改建为李时珍医药集团。

同年：由张守康、张向群校注《本草纲目》出版，中国中医药出版社出版发行。

同年：《〈本草纲目〉附方现代研究全集》出版，王振国等主编，济南出版社出版。

1999 年：　**4 月**：《〈本草纲目〉索引》出版，郑金生等主编，人民卫生出版社出版。该书编制了《本草纲目》正文标题索引、药物及相关名词索引、方剂名称索引、人名、书名及引用文献索引、病证（症）名称索引等，是研究《本草纲目》的一部重要的参考书籍。

9 月：《本草纲目详译》出版，钱超尘、董连荣主编，山西科学技术出版社出版。

9 月：《艾叶》出版，梅全喜编著，中国中医药出版社出版。该书是继李时珍之父李言闻所著《蕲艾传》之后的又一艾叶专著，书中详细介绍了李时珍故乡蕲春所产的蕲艾。

9 月：《李时珍故乡医药》第二集发行，由蕲春县卫生局，蕲春县中医药学会编辑。

10 月 8~12 日：由湖北省人民政府、湖北省对外文化交流协会、黄冈市人民政府、蕲春县人民政府主办的"中国湖北第四届李时珍医药节暨第九届中药材交易会"在李时珍故里——蕲春召开。

同年：由王育杰整理的金陵版排印本《本草纲目》由人民卫生出版社出版发行。

同年：由辽宁民族出版社出版的《本草纲目》编排本发行。

同年：由中国档案出版社出版的《本草纲目》编排本发行。

同年：由何清湖主编，吉林人民出版社出版的《本草纲目》编排本发行，该本为《中华传世医书》中的第三、四册。

同年：由九州出版社出版的《本草纲目》编排本发行，该本为《中华医学名著宝库》丛书中的卷七、卷八。

同年：据郑金生教授考据，新中国成立后（1954~2007）国内共出版与李时珍《本草纲目》有关的书籍168种，其中1999年出版最多，达17本。

2000年：　**1月**：《本草纲目药物彩色图鉴》出版，谢宗万主编，人民卫生出版社出版。

8月：《李时珍家传选注》出版，郑伯成、张月生编著，中国文联出版社出版。

10月8日："中国·湖北第十届李时珍中药材交易会"在蕲州召开，与此同时，还隆重进行了李时珍纪念馆建馆20周年庆祝活动。蕲春县邮政局推出以国家邮政局新发行的《梅花》《桂花》两种普通邮资明信片为载体的纪念明信片一套2枚。内容分别是："中国·湖北第十届李时珍药物交易会"和"李时珍纪念馆建馆20周年"，图案分别以李时珍中药材市场和李时珍纪念馆大门建筑为背景。

2001年：　由尚志钧、何任校注的金陵初刻本《本草纲目》出版，安徽科学技术出版社出版发行。

同年：由中国中医研究院李经纬、李振吉主编，张志斌等校注的校注本《本草纲目》出版，辽海出版社出版。

7月：由王剑等主编的《世界文化名人李时珍》出版，上海科学技术文献出版社出版。

8月：《李时珍和蕲州》，宋光锐著，武汉出版社出版。

10月8~12日：由湖北省人民政府、湖北省对外交流协会、黄冈市人民政府、蕲春县人民政府主办的"中国湖北第五届李时珍医药节暨第十一届中药材交易会"在李时珍故乡——蕲春召开。

10月12~15日：由中华中医药学会李时珍学术研究会主办的"全国李时珍中医药资源发展战略研讨会"在李时珍故乡——蕲春隆重召开，在会上举行了换届选举，钱超尘教授连任主任委员，到会120余人，并编辑了论文集《李时珍学术论坛》。

2002年：　7月1日：李时珍本草纲目科技园（李时珍医药集团）在湖北蕲春举行奠基仪式。

10月8~12日：第十二届"全国李时珍中药材交易会"在李时珍故乡——蕲春隆重举行，这是从1991年以来连续第十二届全国李时珍中医药交易会。蕲春已成为名副其实的全国药材生产、药材交易的新药都。

10月21~23日：由中华中医药学会李时珍学术研究会、河北玉田县王清任研究会在北京香山八大处联合主持召开了"李时珍王清任学术研究会"，会议编辑出版《全国李时珍、王清任学术思想研讨会论文集》，收载文章120篇，是纪念李时珍的又一次重要学术活动。

同年：《精编本草纲目彩色图谱》出版，呼岩主编，内蒙古文化出版社出版。

同年：由俞小平、黄志杰校注的江西本《本草纲目》，科学技术文献出版社出版发行。

2003年：　5月28日：中国澳门特别行政区邮政局发行《中药》邮票全套4枚及"李时珍品尝中药"小型张1枚，由区坤健设计，是特别行政区为纪念古代科学家而首次发行的邮票小型张。

8月：《李时珍研究集成》出版发行，钱超尘、温长路主编，中医古籍出版社出版。把近百年来国内外学者对李时珍生平家世、学术成就、学说发展、临床应用等有关研究的著作、论文、成果汇集于一炉。

10月8~12日：第十三届李时珍中药材交易会在蕲州隆重举行。

10月：世界首部《本草纲目》全文英译本《本草纲目COMPENDIUM OF MATERIA MEDICA》（精装6卷本）由中国外文出版社出版发行，由中国社会科学院研究员罗希文费时30年译成。

同年：由人民军医出版社策划的《本草纲目》系列研究丛书出版，包括《本草纲目》补益疗法、《本草纲目》单味奇方疗法、《本草纲目》病案验方疗法、《本草纲目》饮食疗法、《本草纲目》中成药疗法、《本草纲目》外治疗法等，分别由罗仁、吕志平、徐成贺、杨柳等主编。

同年：在英国剑桥大学李约瑟研究所召开了一次小型的"李时珍学术研讨会"，中国著名的医药史研究专家郑金生教授应邀参会，这是现代已知在海外召开的第一次主题是有关李时珍研究的学术会议。

同年：李时珍"四贤牌坊"在李时珍纪念馆广场修复重立。

2004年：　4月5日：《人民日报》刊发记者温红彦撰写的长篇通讯"罗希文：《全文英译本草纲目》第一人"，全面介绍了该书的翻译出版情况。

5月：在导师钱超尘教授的指导下北京中医药大学李载荣（韩国）的博士毕业论文"《本草纲目》版本流传研究"发表，该文系统介绍了《本草纲目》版本的流传情况。

10月8~12日：数千商贾云集古城蕲州，参加第十四届李时珍中药材交易会。来自于全国的20家现代中药企业和研究机构参加了此次盛会。据悉，此前，蕲春先后成功举办了五届李时珍医药节和十三届李时珍药交会，累计交易额近30亿元。

同年：《名医李时珍治百病妙方丛书》一共五部分别为《名医李时珍治内科病妙方》《名医李时珍治外科、骨伤科病妙方》《名医李时珍治妇科、儿科病妙方》《名医李时珍治皮肤科病妙方》《名医李时珍治五官科病妙方》正式出版，王剑等主编，上海科学技术文献出版社出版。

同年：《名医李时珍抗衰老良方》出版，王剑主编，上海科学技术文献出版社出版。

同年：《本草纲目》白话精译出版，良石编译，内蒙古科学技术出版社出版。

同年：由冯广海、周墨华编著《李时珍》出版，中国少年儿童出版社出版。

同年：由史世勤、贺昌木主编《李时珍全集》共4册，湖北教育出版社出版发行。该书除《本草纲目》外，还附刊有《濒湖脉学》《奇经八脉考》等。

同年：《本草纲目》粥疗法出版，胡献国、黄成汉主编，人民军医出版社出版。

同年：《精编本草纲目》出版，王维主编，内蒙古人民出版社出版。

2005 年：　7 月：《亚太传统医药》杂志在中国中医研究院创刊，月刊，首任主编鄢良，该杂志把李时珍《本草纲目》研究作为其主要内容，刊载的这方面的文章数量在国内众多的医药杂志中仅次于《时珍国医国药》而排在第二位，是又一个李时珍《本草纲目》研究的重要学术期刊。

10 月 10 日：中国湖北第十五届李时珍中药材交易会开幕式在湖北蕲春蕲州时珍体育场举行。

2006 年：　4 月 6 日：湖北蕲春李时珍医药集团兴建的李时珍本草纲目科技园被湖北省科学技术协会批准为湖北省科普教育基地。

8 月 9~15 日：由中央外宣办、国务院新闻办组织的中央电视台采访组到湖北蕲春拍摄《中国古代文化先贤——李时珍》电视文化宣传片。据悉，《李时珍》是中央外宣办、国务院新闻办 2006 年度重点对外宣传的电视片。

10 月 10~13 日：由中华中医药学会李时珍学术研究会主办的"纪念本草纲目出版 410 周年暨李时珍国际学术讨论会"在蕲春召开，来自于日本、中国台湾、中国香港、中国澳门及内地的专家学者 135 人到会。中国湖北第十六届李时珍中药材交易会同期举行。

10 月 12 日：澳门中医保健康复学会会长陈惠朝先生捐赠李时珍铜像揭幕仪式在蕲州李时珍陵园内举行。蕲春县委副书记陈友来主持，县长熊长江致揭幕词，蕲春籍知名中医药专家、广州中医药大学教授梅全喜代表来宾致词，最后由陈惠朝之子陈松涛、中华中医药学会副秘书长曹正逵、蕲春县委书记李儒志、县长熊长江共同为铜像揭幕。

同年：李时珍纪念馆被国家文物局确定为全国重点博物馆。

同年：为了纪念我国伟大的中医药学家李时珍，充分调动、鼓励广大中医药工作者的积极性和创造性，提高我国中医药自主创新能力，经国家科学技术部批准，中华中医药学会设立了李时珍医药创新奖。

同年：《走进本草纲目之门》出版，中国中医研究院张瑞贤主编，华夏出版社出版。

同年：《本草纲目现代释用手册》出版，刘富海、刘烨主编，中国电影出版社出版。

同年：《本草纲目中药学》出版，由黄志杰、胡永年编，辽宁科学技术出版社出版。

同年：《〈本草纲目〉验方解》出版，王绪前主编，湖北科学技术出版社出版。

同年：《本草纲目1000问》出版，闪中雷编著，河北科学技术出版社出版。

同年：《本草纲目彩色图鉴》出版，刘永新、林余霖主编，军事医学科学出版社出版。

2007年：　4月6日：《人民日报》第8版报道，由中国中医科学院推荐的《本草纲目》（明代金陵版）等6种文献，通过专家组评审，同意作为第一批中国传统医药档案文献申报《中国档案文献遗产名录》。

10月10日：中国湖北第十七届李时珍中药材交易会在湖北蕲春蕲州时珍体育场开幕。投资近2亿元的李时珍医药集团二期工程举行了奠基仪式。

同年：紫图编绘《图解本草纲目（白话全译彩图本）》，由陕西师范大学出版社出版。

同年：《本草纲目》（点校本）出版，张增光编辑，北京燕山出版社出版。

同年：《本草纲目大辞典》出版，李志庸、张国骏主编，山东科学技术出版社出版。

同年：《本草纲目临证学》出版，由黄志杰、胡永年编，辽宁科学技术出版社出版。

同年：《本草纲目常用中药性味功能配伍宜忌速查手册》出版，黄志杰、方达任主编，湖北科学技术出版社出版。

2008年：　3月18日：由信中利投资有限公司、李时珍医药集团等单位联合筹拍的46集大型历史题材电视连续剧《大明医圣李时珍》在蕲春开机。

4月：《金陵本〈本草纲目〉新校正》出版，由钱超尘、温长路、赵怀舟、温武兵校，上海世纪出版股份有限公司、上海科学技术出版社出版。该书是针对上海科学技术出版社1983年8月版的《本草纲目》（金陵版影印本）存在描改错误而重新选用日本内阁文库所藏金陵本影印件和上海科学技术出版社的金陵本影印件为底本进行校注纠错而编辑出版的。

5月19日：中华医学集邮研究会正式批复同意成立李时珍集邮研究会，会址设在蕲春县。

5月26日：黄石图书馆在李时珍诞辰490周年纪念日面向社会民众召开纪念李时珍座谈会，是继去年该馆首次召开纪念李时珍座谈会之后应与会读者的要求再次举办的纪念活动。

8月17日："百家讲坛"上海主讲人钱文忠在上海书展上首次为其新书《医圣李时珍》（线装版）签售，《医圣李时珍》根据钱文忠在"百家讲坛"讲述的"千古中医故事之李时珍"

结集而成，钱文忠编著，上海书店出版社出版。

9月3日：落户在李时珍故乡的李时珍医药集团在北京举行的一次资产拍卖会上，出巨资成功竞购药品核定使用商品（第五类）"李时珍"等系列注册商标51个，使"李时珍"商标终于回归故里。

9月27日：李时珍集邮研究会在蕲春成立，陈正兴任会长，韩进林任常务副会长兼秘书长，会员遍及上海、天津、吉林、湖北、江苏、广东、浙江、湖南、新疆等11个省、市、自治区。

10月9~14日：海峡两岸李时珍医药文化与产业合作发展论坛在湖北武汉开幕，来自于海峡两岸及港澳地区的李时珍医药文化研究机构、医药团体和生产制造企业等400多名代表参加。代表们专程赴蕲春参加中国湖北第十八届中药材交易会，并奠祭了医圣李时珍，参加了"蕲春台湾农民创业园"揭牌仪式。

12月18日：由中华医学集邮研究会主管、李时珍集邮研究会主办的《时珍邮报》创刊号出版发行。

12月22日：国家中医药管理局将湖北蕲春李时珍陵园确定为"全国中医药文化宣传教育基地"。

同年：《本草纲目养生药方精选》出版，黄志杰、胡永峰主编，湖北科学技术出版社出版。

同年：由膳书堂文化主编的《本草纲目》，中国画报出版社出版。

同年：《图说天下——本草纲目》出版，图说天下、图书学院编绘，吉林出版集团出版。

同年：张英主编《新编实用本草纲目》出版，北京图书馆出版社出版。

同年：现代家庭生活必备丛书《本草纲目》出版，中国戏剧出版社出版。

12 月： 国际合作项目《本草纲目词典》（英文版）启动，郑金生研究员和张志斌研究员赴德国柏林，任 Charitè 医科大学客座教授并作为中国主要学者参加本项目。人民大学历史地理教研室主任华林甫教授也是本项目课题组成员。该项目致力于《本草纲目》中相关实词的研究，分为四部分：病名、地名、人名书名、药名。以"竭泽而渔"的原则落实相关词目，研究中文释义，然后译成英文。至 2012 年 11 月课题研究工作已经基本完成。

2009 年：

1 月：《〈本草纲目〉研究》（上、下册）出版，由刘衡如、刘山永、钱超尘、郑金生编著，华夏出版社出版。该书是刘衡如、刘山永以上海图书馆和中国中医研究院图书馆珍藏的金陵本为底本新校注本为主体，后附郑金生教授的"走进中医药的'金谷园'——《本草纲目》导读"和"李时珍与《本草纲目》研究源流述评"以及钱超尘教授的"本草训诂"三篇有关研究长文。尤其是郑金生教授的"源流述评"一文全面系统地介绍了《本草纲目》自问世以来历代对其研究的概况，是一篇具有重要史料价值的文章。

1 月 25 日： 著名歌手宋祖英和周杰伦以迥异的演唱风格在中央电视台春节联欢晚会上合唱了一曲"《本草纲目》"流行歌曲，霎时传遍大江南北。

2 月 16 日： 总占地面积 2035 亩，总投资达 20 亿元人民币的湖北李时珍国际医药港项目在明代医药学家李时珍故里——湖北蕲春县隆重奠基。该项目围绕李时珍中药材专业市场为核心，以中医药贸易和健康养生为主题，致力于打造长江中下游经济带最大的道地药材、医药和健康产品集散地。

5 月：在导师肖永芝研究员的指导下中国中医科学院医史文献研究所周敏撰写的硕士毕业论文"《本草纲目》在日本江户时期的传承及影响研究"发表，该文全面介绍了《本草纲目》传日后对日本江户时代医药学的重要影响。

10 月 26 日~28 日：中国湖北第 19 届药交会在蕲州举行。期间，同时举行李时珍国际健康文化节、第二届海峡两岸李时珍医药文化与产业合作发展论坛。

同年：《李时珍传》出版，唐浩明著，北方文艺出版社出版。

同年：《活学活用本草纲目》丛书出版，共分五册，分别为《本草纲目·儿童常见病药草治疗》《本草纲目·办公室常见病药草治疗》《本草纲目·女性常见病药草治疗》《本草纲目·男性常见病药草治疗》《本草纲目·疑难杂症药草治疗》，均由谢宇主编，华夏出版社出版。

同年：《本草纲目图鉴》(白话全译彩图本)出版，陈大为主编，长征出版社出版。

同年：《本草纲目》全四卷出版，黑龙江美术出版社出版。

同年：《本草纲目中的养生智慧》出版，罗语、王耀堂著，新世界出版社出版。

同年：《本草纲目中的百病食疗方》出版，王耀堂、李佳编著，新世界出版社出版。

同年：华文出版社出版《本草纲目》（大全集）（珍藏本超值白金版）

同年：唐颐主编《本草纲目图文百科 1000 问》，陕西师范大学出版社出版。

12 月：《千古人杰李时珍》出版，由陈中文、许正清、韩进林编著，大众文艺出版社出版。

同年：天津作家重阳著长篇历史小说《李时珍》，南海出版社出版。

同年：《藏在〈本草纲目〉中的养颜秘方》出版，李艳辉主编，化学工业出版社出版。

同年：《〈本草纲目〉养生经》出版，商金国编著，化学工业出版社出版。

12月24日：湖北蕲春李时珍医药集团的"本草纲目"商标被评为"湖北省著名商标"。

同年：据韩进林统计：截止2009年止，全国先后有3000多家火柴厂上万次生产过"李时珍"火花，现被火花收藏界称之为火花精品的《李时珍》主题火花有20多种。火花是指火柴盒上的小贴画，以李时珍为主题的火花是人物火花中最多的一种。

同年：《猴子与砚台》（英文）一书出版，是第一部研究李时珍著作的长篇英文专著，作者认为，《本草纲目》像个奇珍收藏室，集宝石、野兽和怪异的东西于一体，李时珍致力于运用博物学来引导把天然的或者人工的物质作为药物来用，其贡献是值得肯定的。

2010年：　**1月**：《医圣李时珍秘方大典》出版，由王剑主编，湖北科学技术出版社出版。

3月8~9日：联合国教科文组织"世界记忆工程"亚太地区委员会第四次会议在中国澳门召开，中国中医科学院中医药信息研究所范为宇教授代表国家中医药管理局向委员会阐述与介绍我国申报的《本草纲目》的基本情况，9日晚该委员会在澳门宣布，包括《本草纲目》在内的3项中国珍贵文献（16世纪至19世纪）入选《世界记忆亚太地区名录》。

3月19日：国家中医药管理局和国家档案局主持召开的《黄帝内经》《本草纲目》入选《世界记忆亚太地区名录》新闻通报会在北京召开，会上正式向国内外宣布我国这两部重要的医药文献入选，国内外的40余家新闻媒体记者出席。

7月31日：中国中医药学会李时珍学术研究专业委员会换届会在河北承德召开，河北省中医院李佃贵院长当选主任委员，北京李澎涛、河北陈志强、山西魏忠海、广东梅全喜等八人当选副主任委员。

8月26~27日：在国家图书馆举办了《本草纲目》《黄帝内经》申报《世界记忆名录》特展和申报工作座谈会，4名联合国科教文组织世界项目官员和国家中医药管理局、中国中医科学院、国家档案局、国家图书馆、蕲春县等单位领导及专家30多人参加会议。

10月27日~28日：中国湖北第20届李时珍中药材交易会暨大别山旅游节（蕲春分会场）在蕲州举行。

同年：《图解本草纲目》出版，唐闻生主编，西苑出版社出版。

同年：《本草纲目中的长寿经》出版，宇琦主编，中国华侨出版社出版。

同年：《本草纲目养生图鉴》出版，上海科学普及出版社出版。

同年：《〈本草纲目〉中的五色蔬果养颜经》出版，熊苗主编，朝华出版社出版。

同年：香港《大公报》每月开设一期"读本草说中药"专栏，由赵中振教授连续撰写介绍本草及中药文章，其中有"萧萧风骨见精神——李时珍像考""创新勿忘本草源""本草纲目序至鉴赏"等文章，为向海外读者宣传介绍李时珍及其《本草纲目》发挥积极作用。

2011 年：　**2 月 16 日**：为迎接李时珍诞辰 500 周年，香港浸会大学中医药学院赵中振教授等倡议成立《本草纲目》读书小组，并在浸大召开了第一次会议，确立以读本草为主题，每次活动确定一个讲题，由主讲人讲座，大家一起讨论。此后，陆续在香港、珠海、中山、成都、北京、湖北蕲春、美国、合肥、广西南宁等地召开了 14 次会议，第 16 届本草读书会将于 2018 年 5 月 26 日在湖北蕲春以纪念李时珍诞辰 500 周年为主题召开。

6 月 1 日：国家中医药管理局与国家档案局在国家中医药管理局一楼新闻发布厅联合召开了《本草纲目》《黄帝内经》入选《世界记忆名录》新闻通气会。卫生部副部长、国家中医药管理局局长王国强和国家档案局副局长李明华分别就《本草纲目》和《黄帝内经》入选《世界记忆名录》及联合国教科文组织"世界记忆工程"的相关情况作了介绍。王国强指出，2011 年 5 月 23~26 日，在英国曼彻斯特召开的联合国教科文组织世界记忆工程国际咨询委员会（IAC）第十次会议上，《本草纲目》和《黄帝内经》成功入选《世界记忆名录》，这是中国中医药典籍进入世界文献遗产保护工程的一项重要成果，也是中医药走向世界过程中的一件大事，具有重大意义。

6 月 17 日：香港浸会大学中医药学院赵中振教授带领《本草纲目》读书会的 14 名香港成员到广州中医药大学附属中山中医院参加《本草纲目》读书会第六次活动，本次活动由中山中医院科教科和药学部联合承办,由梅全喜教授做"艾叶和《本草纲目》"主题演讲,有中国香港、珠海和中山等地的专家学者50多人参加了会议。

6月:《李时珍大传》出版,王剑编著,中国中医药出版社出版。

9月6日:湖北蕲春李时珍中药材专业市场由古城蕲州迁至县城漕河,位于李时珍国际医药港内。

10月:《本草》杂志创刊(双月刊),黄冈市中医院、黄冈市中医药学会主办,主编夏春明、常务副主编韩进林,是一本宣传李时珍《本草纲目》及黄冈地方名医以及中医药文化的重要内部刊物,至今已出版38期。

10月26日:第21届药交会暨湖北李时珍中药材交易市场开业大典在李时珍国际医药港隆重举行。

2012年:　1月16日:由香港浸会大学中医药学院主办的本草读书会第八次活动在香港浸会大学中医药学院成功举行。来自于内地和中国香港的代表共计60多人参加会议,赵中振教授作了题为"创新勿忘本草源"的主题发言。

6月29日:第九次本草读书会在北京中国医学科学院药用植物研究所举行,张志斌、华林甫和郑金生教授分别做"《本草纲目》病证名词研究""《本草纲目》释地八说""《本草纲目》引文出处及人名书名的研究"的学术报告。

7月7日:孟向阳书《本草纲目》新书首发式在福建厦门举行。千米之长的小楷《本草纲目》手卷,由福建省厦门市华医馆中医副主任医师、中国百名杰出青年中医孟向阳历时八年创作而成,西泠印社出版社出版。

8月2~6日:应日本药史学会会长、东京大学药学部医药政策研究科教授津谷喜一郎邀请，中国药学会药学史分会主委郝近大教授和副主委梅全喜教授一起到东京大学参加日本药史学会柴田论坛，在论坛上梅全喜教授作了"新中国成立以来纪念李时珍研究史——60 年来的活动"的报告。

10 月 11 日：由蕲春县与湖北省黄梅戏演艺集团有限责任公司联合创作的黄梅戏《李时珍》作为第一届湖北艺术节参评剧目在武汉洪山礼堂隆重上演，该剧讲述了李时珍潜心医学，27 载实地考察写就鸿篇巨制《本草纲目》的故事，由知名黄梅戏表演艺术家张辉先生（饰李时珍）领衔主演，受到了专家、观众的好评。

10 月 17~18 日：中国药学会副秘书长陈兵率领中国药学会药学史分会郝近大主任委员、梅全喜副主任委员访问李时珍故乡湖北黄冈市和蕲春县，联系召开纪念李时珍逝世 420 周年暨中国药学会药学史分会成立 30 周年学术会事宜，受到黄冈市长刘雪荣，蕲春县委书记徐和木、县长赵少莲的接见和招待。

10 月 26~28 日：中国湖北第 22 届李时珍药物交易会在蕲春举行。与会客商（含外商）2890 人，药物交易额 2.3 亿元。

10 月 27 日：湖北中医药大学经研究决定，正式批准成立"李时珍研究所"，并任命原蕲春县李时珍中医药研究所王剑教授为该所所长。

12 月 30 日：梅全喜等在日本《药史学杂志》47 卷第 2 期 103~110 页发表"新中国における李時珍の研究史——過去 60 年のあゆみ"文章，介绍国内 60 年来纪念李时珍的重要活动。

2013 年：　**3 月 6~7 日**：黄梅戏《李时珍》在北京国家大剧院连续两场成功演出，为全国"两会"代表、委员奉献了一场精彩的视听盛宴，受到热烈欢迎。

5 月：香港健康卫视在赵中振教授的支持下为迎接李时珍诞辰500 周年，开拍系列纪录片"《本草纲目》药物故事"，拍摄的第一集就是艾叶——《从艾出发》。

10 月 26~28 日：纪念李时珍逝世 420 周年暨中国药学会药学史分会成立 30 周年学术会议在李时珍的故乡——湖北蕲春召开。开幕式由分会副主任委员梅全喜主持，分会主任委员郝近大致开幕词，蕲春县县长赵少莲和总会副秘书长陈兵教授讲话，蕲春县人大副主任王剑宣读李时珍逝世 420 周年纪念文。开幕式上还试映了由健康卫视摄制的《本草纲目》大型文献纪录片——《从艾出发》，并举行了由梅全喜教授主编、中国中医药出版社出版的《艾叶的研究与应用》新书首发式暨赠书仪式，会后全体代表到李时珍墓地举行拜祭仪式。中国湖北第 23 届李时珍药物交易会同期举行。

2014 年：　**年初**：蕲春县委、县政府决定在县城漕河兴建李时珍中医院，并把它纳入蕲春县人民医院医疗联合体范畴。规划占地面积200 亩，建筑面积 12 万平方米，计划开设病床 1000 张，按三甲中医院的标准建设。

4 月 26 日："本草纲目文化工程启动仪式暨两岸四地中医药论坛"在香港浸会大学中医药学院举办，赵中振教授牵头邀请两岸四地郑金生、张永贤、梅全喜、王一涛、黄怡超等专家学者齐聚一堂探讨《本草纲目》研究、中医药文化工程建设及中药研究国际化等问题。

4月：赵中振著《读本草说中药》（繁体字版）在中国香港出版。

9月：其简体字版由中国中医药出版社出版。此后，赵中振教授策划、拍摄、播出了《中振说本草》《世说本草》《大道本草》等一系列宣传《本草纲目》及本草文化的电视片，在国内外产生了重要的影响。

7月24日：湖北李时珍蕲艾产业园有限公司在蕲春县工商行政管理局登记成立，总投资额达20.5亿人民币。集中发展以蕲艾生产加工为代表的品牌医药制造业；以互联网为代表的新型电子商务产业；以健康科技为代表的养生服务业；以李时珍文化运营为代表的文化传媒行业。

9月16日：湖北蕲春李时珍中医药职业技术学校挂牌成立。

10月26~28日：中国湖北第24届李时珍中药材交易会在李时珍国际医药港举行。

12月：由张志斌、Paul U. Unschuld编写的《Dictionary of the Bencao gang mu, Volume 1: Chinese Historical Illness Terminology》（《本草纲目词典·中国历史疾病术语》）出版，美国加州大学出版社出版。

2015年：

1月4日：在中央电视台科教频道（晚上9点）播出大型科技纪录片"创造——科技的力量"：《仁心巨典》（上下集），由中央电视台科教频道摄制，总导演王森。该纪录片从《本草纲目》诞生的时代背景和李时珍撰写《本草纲目》的个人因由入手，试图解析《本草纲目》蕴含的创造密码。

3月：由张志斌、郑金生教授牵头负责的国家出版基金重点项目《本草纲目研究集成》项目启动，该项目由多学科专家组成研究队伍，通过大量的前期及多方多次专家咨询与讨论，从目前《本草纲目》研究相对薄弱甚至空白的环节，设计了包括9种子书在内的研究丛书，预计成书约33册。

5月15日：中国旅游报正式向全世界公布，经过系列推荐和网络投票，最终确定中国五千年十大旅游先贤名单：孔子、李时珍、孟子、徐霞客、李白、老子、玄奘、陶渊明、郑和、杜甫。李时珍名列第二。

6月18日：由湖北蕲春蕲艾产业协会举办的"首届李时珍蕲艾健康文化节"在李时珍故乡湖北蕲春隆重举行，此举目的是深入挖掘继承李时珍《本草纲目》的用艾经验，为当代的大健康事业再做新贡献。

7月17日：蕲春县为了更好地推动李时珍故乡医药健康产业的发展，成立李时珍健康产业发展委员会，由县委书记赵少莲任第一主任，县长詹才红任主任，县人大常委会党组书记、常务副主任江勇任常务副主任。担负主要职能是负责研究制定李时珍健康产业发展规划和政策措施，协调解决推进李时珍健康产业发展的具体问题，督办考核各地、各部门工作任务落实情况。委员会相应成立医药工业、药材种植、医药物流、医药文化、医药旅游、蕲艾及养生产业、品牌保护七个专班。委员会下设办公室具体负责日常事务。

10月26~28日：中国湖北第25届李时珍中药材交易会在湖北蕲春李时珍国际医药港举行。湖北省副省长任振鹤、中国中药协会会长房书亭出席。

12月6日："中华中医药学会李时珍研究分会换届暨第八届李时珍医药论坛"在云南昆明举行，李佃贵教授任名誉主委，河北省中医院院长孙士江接任主委，梅全喜、赵宝玉、黄必胜、程学仁等任副主委，杨倩任秘书长，同时选出30位常委，86

位委员。

12 月 12 日：经世界中医药学会联合会批准，李时珍研究与应用专业委员会成立大会在武汉召开，湖北中医药大学副校长王平教授担任主任委员。

12 月 24 日：中央电视台、中国品牌促进会发布：主产于湖北蕲春李时珍故乡、并因李言闻、李时珍父子的研究应用而闻名于世的"蕲艾"，其品牌价值达 35.62 亿元，居工艺品、中药材及地理标志产品类第四位。

2016 年：　**5 月 26 日**：蕲春县为发展医药经济，近年大力发展艾叶产业，取得显著成效，在此基础上申报"中国艾都"称号，中国中药协会房书亭会长、张世臣副会长等一行专家组成验收小组对"中国艾都"进行验收，并顺利通过验收。

　　6 月 5 日：第二届李时珍蕲艾健康文化节在蕲春开幕，宣布蕲春当选"中国艾都"并由中国中药协会房书亭会长向蕲春授牌，开幕式后举行了由梅全喜教授主编的"艾叶百科系列丛书"《艾叶实用百方》《艾蒿食疗百味》和《蕲艾灸治百病》三本书的新书首发式，这些都为推动李时珍故乡的医药经济发展发挥了积极作用。

　　8 月 10 日："《本草纲目》与中药创新药物研发高峰论坛"暨"本草读书会第十四次会议"在香港浸会大学中医药学院召开，在《本草纲目》分论坛，赵中振教授担任大会主席，邬家林、王平、真柳诚、梅全喜、郑金生、张志斌、王德群、张永贤、邓家刚和王家葵分别围绕李时珍与《本草纲目》做学术报告。其中日本真柳诚教授提出了他的研究新观点：《本草纲目》于 1604 年之前已传入日本，而不是之前所说的 1607 年传入；

《本草纲目》金陵版世界现存为 13 套，而不是之前所说的 7 套半。

8 月：《本草纲目导读》出版，郑金生、张志斌著，科学出版社出版。该书为张志斌、郑金生担任总主编的《本草纲目研究集成》这套学术丛书的第一本，该书分上篇导读篇和下篇选读篇，引导读者进入《本草纲目》这座宏伟的"金谷园"。

10 月：《李时珍与〈本草纲目〉二十四讲》出版，周彭主编，湖北科学技术出版社出版。

10 月 26~28 日：中国湖北第 26 届李时珍中药材交易会在蕲春会展中心举行，湖北省人大常委会副主任王玲出席。湖北省政府授牌成立蕲春"李时珍中药材交易中心"。同时蕲春县委、县政府举行纪念李时珍诞辰 500 周年活动筹备会第一次座谈会。

11 月 22 日：由华林甫、Paul D. Buell 和 Paul 编写的《Dictionary of the Ben cao gang mu, Volume 2: Geographical and Administrative Designations》（《本草纲目词典·舆地通释》）出版，美国加州大学出版社出版。

11 月：张志斌、郑金生在《中医杂志》（2016 年第 22 期）上发表"《本草纲目》整理研究的再思考"一文，认为《本草纲目》的整理已有多个版本，但是通过调查研究，向各方专家咨询及多次业内讨论商议，发现仍然有进一步提升的研究空间，包括影印与校点相对照、繁体字竖排、全式标点（新式标点，加上书名线与专名线）、保留李时珍的版式用意、同版多底本核校 5 个方面。这些问题的解决，对《本草纲目》研究的存真与深化均有十分重要的意义，作者围绕这些提出了自己的思考和建议。

11 月 24 日：为了共同弘扬李时珍精神，将中医药这颗璀璨的明珠发扬光大。由国家中医药管理局传统医药国际交流中心发起，联合国家食品药品管理局南方医药经济研究所、健康卫视、李时珍医药集团等单位成立纪念李时珍诞辰 500 周年联合促进会。计划通过筹措一系列中医药文化活动，推动"纪念李时珍诞辰 500 周年"活动走向世界各地，促进中医药传统文化的海外传播和推广。

11 月 25 日：中医药文化大型纪录片《大道本草》电视节目拍摄新闻发布会在北京太湖世界文化论坛岐黄国医外国政要体验中心召开，《大道本草》电视节目是由太湖世界文化论坛、中国中医科学院中医临床基础医学研究所、香港浸会大学中医药学院、金辉影业和 Discovery 传播股份有限公司的分支机构 -Discovery 亚太电视网共同拍摄制作，将于 2018 年——著名医药学家李时珍诞辰 500 周年之际播出，其第一集也将重点介绍李时珍及其《本草纲目》在世界范围内的影响。

12 月 13 日：纪念李时珍诞辰 500 周年联合促进会联合福建省药师协会、福建省中医药大学在福州举办纪念李时珍诞辰 500 周年福建省启动仪式，随后纪念李时珍诞辰 500 周年联合促进会联合当地有关医药组织、机构分别在安徽、黑龙江、浙江、湖南、广东、四川、陕西、云南、北京等地举办李时珍诞辰 500 周年启动大会。

12 月 24 日：经湖北中医药学会批准，湖北中医药学会李时珍研究分会正式成立，湖北中医药大学副校长黄必胜教授担任主任委员。并举行了第一届学术会议，编辑出版论文集，收载李时珍学术思想及李时珍故里道地药材药材研究论文

37 篇。

2017 年：

1月：王剑、梅全喜、赵中振和张月生联名在《时珍国医国药》杂志 2017 年第 1 期中发表"李时珍的生卒时间存疑再考——写在纪念李时珍诞辰 500 周年之前"一文。提出：在李时珍的出生月日尚无准确的史实依据条件下，建议将每年的新历 5 月 26 日作为李时珍诞辰纪念日，将每年的新历 10 月 26 日定为李时珍的逝世纪念日，开展系列纪念活动。

2月18日：首届本草文化论坛暨广西药用植物园创建国家 AAAAA 级旅游景区启动活动以及第十五次本草读书会活动暨纪念李时珍诞辰 500 周年学术活动倒计时 500 天启动仪式在广西南宁广西药用植物园召开，国内外 46 名著名的专家逐一发言，就本草文化与李时珍纪念活动提出了许多有建设性的意见和建议。此次会议上梅全喜教授提出由本草读书会与世中联李时珍分会、中华中医药学会李时珍分会、中国药学会药学史分会、湖北中医药学会李时珍分会联合举办"2018 纪念李时珍诞辰 500 周年国际学术会议"，得到各个分会主任委员的响应。

4月5日：在蕲春举行了"蕲春县李时珍中医药教育基金会筹备座谈会和基金会章程讨论及理事会选举会议"，会上进行了认捐，基金会发起人梅全喜教授认捐 100 万元，其他企业家也都积极认捐，陈普生 30 万元，张迎峰、梅杰各 20 万元，田群、吴赤球、谭战、龚谨、李晓初、宋勇等认捐 10 万元，并根据捐款情况选举产生了理事会，梅全喜教授当选为理事长。这是第一个以李时珍名字命名的获得正式批准的基金会，该基金将主要资助报考中医药大学中医药专业的蕲春籍贫困学子，促进推动蕲春籍优秀的学子投身于中医药事业。

4月17日：蕲春县第十七届人大常委会第二次会议以法定形式批准县人民政府提请议案，根据有关专家考证的结果，将每年5月26日确定为李时珍诞辰纪念日。

4月19日：世中联、蕲春县政府及大医堂联合在北京国家会议中心举办的"世界首届艾草产业大会暨第三届李时珍蕲艾健康·旅游文化节新闻发布会"，会上由蕲春县长詹才红宣布在有关专家论证的基础上、经过蕲春县人大常委会讨论，确定将每年的新历5月26日作为李时珍诞辰纪念日。广州中医药大学附属中山中医院教授梅全喜宣布李时珍中医药教育基金会成立，并宣布该基金会简称为"艾基金"。

4月：戴卫波，梅全喜在《时珍国医国药》（2017年第4期）上发表"《本草纲目》对中药安全合理应用的贡献"文章，介绍了李时珍在《本草纲目》中对中药安全合理应用所作出的重要贡献，李时珍是中药安全合理应用的先行者、中药临床药学工作的领路人，在重视中药安全应用、积极开展中药临床药学工作的今天，李时珍的中药安全合理应用的思想仍然是值得我们学习和借鉴的。

5月26日：首届世界艾草产业大会暨第三届李时珍蕲艾健康·旅游文化节开幕式在蕲春会展中心举行，在开幕式上由蕲春县县长詹才红宣布李时珍中医药教育基金会"艾基金"正式成立，并为李时珍中医药基金会颁发牌照。同日，蕲春县委、县政府举行李时珍诞辰500周年纪念活动倒计时一周年启动大会。

6月：《本草纲目影校对照·药图与序例》出版，张志斌、郑金生校点，科学出版社出版。

6月21日："湖北中医药大学药学院与李时珍中医药教育基金会合作签约仪式暨首次颁奖会议"在药学院会议室举行，协议约定艾基金每年奖励湖北中医药大学药学院的优秀研究生6人，签约之后梅全喜理事长等为6名获奖的研究生颁发了首批奖励基金。

7月19日：黄冈市委常委、蕲春县委书记赵少莲、蕲春卫计局局长陈菊珍和蕲春蕲艾协会会长田群在深圳香格里拉酒店约请赵中振教授和梅全喜教授会面洽谈筹备"2018纪念李时珍诞辰500周年国际学术会议"事宜。

8月10日：湖北省人民政府办公厅发文（鄂政办电〔2017〕124号）成立李时珍诞辰500周年系列纪念活动筹备委员会，由湖北省省委常委、常务副省长黄楚平担任主任，正式启动纪念活动的筹备工作。

8月：《本草纲目影校对照·百病主治药》出版，张志斌、郑金生校点，科学出版社出版。

10月10日：文树德教授收藏中医药文物展在香港浸会大学中医药学院开幕，赵中振教授、文树德教授、梅全喜教授和蕲春李时珍纪念馆胡庆华馆长等就纪念李时珍诞辰500周年国际学术会议事宜进行了沟通和协商，文树德教授不仅表态参加，还用中文呼吁各位专家朋友积极参加！为了积极推动这一工作，我们一致同意由本草读书会先行启动征文事宜，会后征文通知在各个微信群中发出，并联系《时珍国医国药》《中药材》《亚太传统医药》以及国医网等刊出征文通知。

10月18日：中华中医药学会致函蕲春县人民政府"我会同意

作为 2018 李时珍中医药大健康国际高峰论坛的主办单位"。

10 月 25 日：纪念李时珍诞辰 500 周年系列纪念活动筹备委员会全体会议在武汉召开，湖北省委常委、常务副省长黄楚平主持会议，听取有关系列纪念活动筹备工作情况汇报，审议《李时珍诞辰 500 周年系列纪念活动筹备工作方案（送审稿）》，研究部署纪念活动各项筹备工作。

10 月 26 日：中国湖北第 27 届李时珍中药材交易会在湖北蕲春举行，国家、省、市、县领导、专家学者和 3 万余市民群众参加开幕式。开幕式当天李时珍中医药基金会举行了资助蕲春籍报考中医药大学中医药专业贫困学子资助金颁发仪式，中国中药协会房书亭会长和艾基金会理事长梅全喜教授等为 9 名学子颁发资助金。

10 月 26 日：全新的蕲春县李时珍中医院正式开业，成为江西中医药大学热敏灸医院直属分院，并建立了院士工作站。

10 月：《艾叶的研究与应用》（第 3 版）出版，梅全喜主编，并在第 27 届李时珍中药材交易会上举行首发式。该书主要记载李时珍故乡蕲艾的研究与应用情况，据该书记载：在艾叶道地产地湖北蕲春县对于蕲艾的研究开发取得巨大成就，全县有工商注册涉艾企业 963 家，其中艾制品加工企业 396 家，已开发出艾灸养生、洗浴保健、熏蒸消毒、清洁喷雾、外敷保健、日用保健品、中间提取物、艾疗器械、保健食品及饮料添加剂等 18 个系列 516 个规格的艾产品。年产值已达到 30 亿元。

10 月：《本草纲目养生日历 2018》出版，刘景曾编著，中国中医药出版社出版。

12 月：王剑、梅全喜撰写的长文"李时珍及《本草纲目》500

年大事年记"分为明代、清代、民国时期及新中国成立后（上、下篇）五部分在《时珍国医国药》杂志（2017 年 12 期及 2018 年 1、2、3、4 期）上刊出，该文全面系统地介绍了李时珍出生至《本草纲目》问世后近 500 年来后人对其进行的研究情况。

12 月： "本草纲目研究集成"系列丛书之《本草纲目影校对照》（一、药图与序例，二、百病主治药，三、水火土金石部）出版，张志斌，郑金生校点，科学出版社出版。

12 月 19 日： 湖北省卫生和计划生育委员会在武汉主持召开"李时珍诞辰 500 周年系列纪念活动筹备工作专家咨询会"，来自国家中医药管理局查德忠、余海洋，中华中医药学会王国臣及其李时珍研究分会孙士江，中国中医科学院王燕平，香港浸会大学中医药学院赵中振，广州中医药大学附属中山中医院梅全喜，湖北省卫计委张晋、姚云，湖北中医药大学刘军锋，湖北省中医院涂远超以及湖北省委宣传部、湖北省卫计委、旅游委、电视新闻中心、黄冈市、蕲春县的专家和领导参加会议。会议对纪念李时珍诞辰 500 周年的系列纪念活动方案进行了论证和讨论，明确了活动的主题、目的和意义及具体实施方案。

2018 年：

1 月 14 日： 第 18 届世界传统药大会在孟加拉国达卡举行，赵中振教授应邀参会，在会上播放了迎接李时珍诞辰 500 周年的专题片，并向到会的主要嘉宾发出邀请，邀请他们出席同年 5 月 26 日在湖北蕲春召开的"纪念李时珍诞辰 500 周年国际学术会议"。

2 月 1 日： 由中国药房杂志社、广东省药学会、中华医学会临床药学分会、中华中医药学会医院药学分会等 20 多个学术团体联合发起"为药师发声，为自己代言——关于设立中国药师节的倡议"，建议将我国明代伟大的医药学家李时珍的诞辰纪念日 5 月 26 日设立为中国药师节，得到了广大药师的积极支持。

2 月 6 日：由郑金生、Nalini Kirk 和 Paul 编写的《Dictionary of the Ben cao gang mu, Volume 3: Authors and Book Titles》（《本草纲目词典·人物及著作》）出版，美国加州大学出版社出版。

2 月 13 日：在蕲春成长、从蕲春走出去的蕲春籍李时珍《本草纲目》研究学者湖北中医药大学李时珍研究所所长、湖北省中医药学会李时珍研究分会副主任委员王剑和广州中医药大学附属中山中医院博导、中华中医药学会李时珍研究分会副主任委员梅全喜二位教授借返回故里过春节之际，按照蕲春当地在春节前拜祭祖先的习俗，于农历丁酉年腊月二十八日前往李时珍墓地祭拜。祭拜仪式由蕲春县文化局原副局长兼李时珍纪念馆馆长张月生主持，二位教授至诚至虔，上香上祭品致祭文，恭祭医药圣祖李时珍诞辰 500 周年。李时珍纪念馆副馆长何双文、办公室主任严晓红、工会主席张世华等陪同祭拜活动。据悉，此次祭拜活动是纪念李时珍诞辰 500 周年的第一次民间的祭拜活动，随后将会有多场由社团、企业举办的祭拜活动。

3 月 2 日：《中国中医药报》（2018 年 3 月 2 日第 8 版）上刊载了湖北中医药大学李时珍研究所王剑和广州中医药大学附属中山中医院梅全喜二位教授联名撰写的"祭李时珍文"，全文 392 字，记述了李时珍出生家世、成长历程及《本草纲目》的艰难编撰过程、科学贡献和巨大影响，也表达了

500 年后的今天广大中医药界和科技界对李时珍的无比崇敬之情，是 500 年来我国中医药界公开发表的对李时珍的第一篇祭文。

3 月：纪念李时珍诞辰 500 周年座谈会在北京召开，国家领导人出席以及中宣部、教育部、国家卫生计生委、国家中医药管理局、文化部、国家旅游局、国台办等部委的领导和相关协会学会负责人、专家学者代表参加。

5 月：《李时珍〈本草纲目〉500 年大事年谱》出版，王剑、梅全喜编著，人民卫生出版社出版。该书由德国著名的医药史专家文树德教授题字、国内著名的李时珍《本草纲目》研究专家郑金生和张志斌教授联名写序，是李时珍《本草纲目》500 年来第一部全面系统记载有关李时珍《本草纲目》研究重要活动的专著，具有重要的史料价值。

5 月：纪念李时珍诞辰 500 周年暨第八届海峡两岸李时珍医药文化与产业合作发展论坛在武汉召开，来自于海峡两岸的专家学者、企业界代表参加会议。

5 月 26 日：纪念李时珍诞辰 500 周年祭拜典礼暨李时珍纪念馆新馆开馆仪式在蕲春县李时珍纪念馆及墓地隆重举行。

5 月 26 日："李时珍与《本草纲目》"特种纪念邮票发行，是继 1955 年 8 月中国邮政首次发行"李时珍像"邮票后，第二次为李时珍发行邮票。此次邮票发行是在蕲春李时珍集邮研究会、中国邮政集团及湖北、黄冈、蕲春县分公司、中华全国集邮联合会等单位的共同推动下完成的。

5 月 26 日：由中华中医药学会主办的李时珍中医药与大健康国际高峰论坛在湖北蕲春隆重开幕，论坛由多个会议组成，其中由中华中医药学会李时珍研究分会、本草读书会、中国药学会药学史分会、世中联李时珍研究与应用分会等联合承办的"纪念李时珍诞辰500周年国际学术会议"吸引了来自海内外专家学者500多人参加会议，国内外研究李时珍《本草纲目》的著名专家均将应邀悉数到场，这将是一次纪念李时珍的最隆重、最重要的学术活动。

附

录

附录一　清康熙三年（1664 年）《蕲州志》卷之十"艺文"《李时珍传》

李时珍，字东璧。蕲州人。父言闻，孝友，以医为业，王侯重之。

时珍生，白鹿入室，紫芝产庭。幼以神仙自命。年十四，补诸生，有声。三举于乡不售，发愤读书，十年不出户阈，经传、子史、声律、农圃、星卜、佛老、稗说，莫不备究，待诏瞿九思以师事之。尤善医，遂以医自名。尝投单方，愈病，多不取值，远或千里就药于门。

富顺王嬖庶孽，适子疾，王因密讽时珍，时珍以良药进，题曰"附子和气汤"。王感悟，适子卒得袭位。楚王闻其贤，聘为奉祠，掌良医所事。世子暴厥，时珍立活之，王妃自负金帛以谢，不受。荐于朝，授太医院院判。数岁告归，著《本草纲目》。以太仓王世贞海内博学，携书就正，世贞序其书，称为"北斗以南一人"。

生平多阴行善，不令人知。年七十余，预定死期，为遗表授其子建元，令上之。其略曰："臣幼苦羸疾，长成椎钝，惟耽典籍，奋切编摩，纂述诸家，心殚厘定。伏念《本草》一书，关系颇重，谬误实多，乃加订正，历岁三十，功始成就。自炎皇辨百谷、尝百草，分气味之良毒，轩辕师歧伯、尊伯高，剖经络之本标，遂有《神农本草》三卷。梁陶弘景益以注释，为药三百六十五种。唐高宗命李勣重修，长史苏恭表请增药一百一十四种。宋太祖命刘翰详较，仁宗再诏补注，增药一百种。唐慎微合为证类，修补众本，自是指为全书。夷考其间，瑕疵不少：有当析而混者，葳蕤、女萎，二物并入一条；有当并而析者，虎掌、南星，一物分为二种。生姜、薯蓣，菜也，而列草品；槟榔、龙眼，果也，而列木部。八谷，生民之天，不能辨其种类；三菘，日用之蔬，罔克灼其质名。黑豆、赤菽，大小同条；硝石、芒硝，水火混注。兰花为兰草，卷丹为百合，寇氏衍义之舛谬；黄精即钩吻，旋花即山姜，陶氏别录之差讹。酸浆、苦胆，草菜重出，掌氏之不审；天花、栝楼，两处图形，苏氏之欠明。五倍子，樗虫窠也，认为木实；大苹草，田字草也，而指为浮萍。似兹之类，不可枚举。臣不揣愚陋，僭肆删述，复者芟之，缺者补之，如磨刀水、潦水、桑柴火、艾火、锁阳、山柰、土茯苓、番木鳖、金枯、樟脑、蝎虎、狗蝇、白蜡、水蛇、狗宝、秋虫，今方所用，而古本则无；三七、地罗、九仙子、蜘蛛香、猪腰子、勾金皮之类，方物土苴，而稗官不载。旧药一千五百一十八种，增药五百七十四种，分一十六部，五十二卷。正名为纲，附释为目，次以集解辨疑正误，详其出产，次以气味、主治、附方，著其体用。上自坟典，下至传奇，凡有攸关，靡不收掇，虽命医书，实该物理。伏愿皇帝陛下特诏学臣补著，成昭代之典，书当与日月争光，臣不与草木同朽！"万历中，敕中外献书，建元以遗表进，命礼部誊写，两京、各省布政刊行，海内珍之。

时珍晚年学尤笃，昼夜不辍，自号"濒湖山人"，著《医案》二十卷，《荝所馆诗》十卷，《集唐律》六卷，《脉诀》一卷，《五藏图论》《三焦客难》《命门考》《蕲艾传》《白花蛇传》行世，又著天文地理、奇门遁甲诸书。以子建中贵封文林郎，崇祀乡贤。

顾景星曰：余儿时于里中闻知先生轶事，孝友、豁达，饶隐德。晚从余大父交，悟濂洛之旨。读书以日出入为期，夜即端坐，盖有道者也，其以神仙自命，不然与？诗文他集兵火多不传，惟《本草纲目》行世，考释性理格物，可裨尔雅诗疏，旧本附方二千九百三十五，增千一百六十一，皆谓独得云。

赞曰：李公份份，乐道遗荣；下学上达，以师古人；既智且仁，道藝以成；遐以媲之，景纯通明！

附录二　清乾隆四年（1739 年）《明史》卷二百九十九"方伎"《李时珍传》

李时珍，字东璧，蕲州人。好读医书。医家《本草》，自神农所传止三百六十五种，梁陶弘景所增亦如之，唐苏恭增一百一十四种，宋刘翰又增一百二十种，至掌禹锡、唐慎微辈，先后增补合一千五百五十八种，时称大备。然品类既烦，名称多杂，或一物而析为二三，或二物而混为一品，时珍病之。乃穷搜博采，芟烦补阙，历三十年，阅书八百余家，稿三易而成书，曰《本草纲目》。增药三百七十四种，厘为一十六部，合成五十二卷。首标正名为纲，余各附释为目，次以集解详其出产、形色，又次以气味、主治、附方。书成，将上之朝，时珍遽卒。未几，神宗诏修国史，购四方书籍。其子建元以父遗表及是书来献，天子嘉之，命刊行天下，自是士大夫家有其书。时珍官楚王府奉祠正，子建中，四川蓬溪知县。

附录三 李时珍的生卒时间存疑再考

李时珍的生卒时间存疑再考

王剑[1]，梅全喜[2]，赵中振[3]，张月生[4]

（1. 湖北中医药大学李时珍研究所，湖北武汉 430065；
2. 广州中医药大学附属中山中医院，广东中山 528401；3. 香港浸会大学中医药学院，中国香港；4. 湖北省蕲春县李时珍纪念馆，湖北蕲春 435315）

李时珍是我国明代卓越的医药学家，为我国古代中医药学及自然科学的发展与繁荣作出了巨大的历史贡献。在世界科学史上占有显著的地位。在李时珍诞辰 500 周年纪念年份（2018年）即将来临之际，有关李时珍的出生之日又一次引起了中医药界和自然科学界极大的关注。中医药学界相关组织和蕲春县政府也正在规划筹备一系列纪念活动。但是限于李时珍出生之日存在悬疑，李时珍的诞辰纪念之日难以确定，人们对李时珍敬仰之情难于表达。笔者重拾有关李时珍的有价值的史实资料，再考李时珍的出生之日，谨供纪念李时珍诞辰 500 周年参用。

1. 从《本草纲目》中查考李时珍的生卒时间

翻开浩如烟海的历史文献，尚未发现在明代有关史志资料中对李时珍的生平作过任何记载，哪怕是只言片语，仅仅只有在金陵本《本草纲目》中，明代著名的文学家王世贞为《本草纲目》作序时，对李时珍作过简洁的描述。王世贞所题写"本草纲目序"只有寥寥 540 个字，文采横溢，序中只对李时珍的相貌作了勾勒，没有提及李时珍的家世及出生。这是中国历史上仅有的对李时珍的相貌有过简短文字描述的文献记载。但是王世贞给《本草纲目》题序时间则记载得十分明确，"万历岁庚寅春上元日"，[1]即公元1590年农历正月十五日。

明代万历三十一年（1603年），夏良心、张鼎思鉴于金陵本"初刻未工，行之不广"，在江西刊刻《本草纲目》，并附刻《濒湖脉学》及《奇经八脉考》两书，首刻李建元"进《本草纲目》疏"[2]，附刻两书为李时珍同乡临川（今江西抚州市）知县袁世振委托，袁世振为江西本的刊刻也未提供李时珍的家世及其生卒之年。

杨道公、董其昌于明万历三十四年（1606年）刊刻于湖北武昌的《本草纲目》，后世称之为湖北本，该书序有杨道公序、董其昌序、王世贞序，亦刊有李建元进疏。考湖北本《本草纲目》的三序，没有提及李时珍出生和逝世之年日。该书完全是按江西本内版本翻刻而成。

详考李建元"进《本草纲目》疏"，在疏文之中，详叙了其父《本草纲目》的编写历程和编写体例、编写目的、编写意义。并遵其父遗命，而献呈其父的《遗表》给朝皇。疏文的落款是"万历二十四年（公元1596年）十一月十一日进呈。十八日奉圣旨：书览礼部知道，钦此。"[2]从李建元献呈《本草纲目》的时间可以推算出李时珍是在1593年左右逝世的。

考其后的明、清、民国时期的各种《本草纲目》版本，[3]大都遵从金陵本和江西本记载，更无载录李时珍出生和逝世之年日。

即使新中国成立后（1949~2016年），共计有53次翻刻，亦多遵明代的金陵本和江西本，没有李时珍的生卒记载。考国外翻刻《本草纲目》版本情况，[4]更没有李时珍的出生和逝世之年日记录。

2. 从有关史实资料中查考李时珍的生卒时间

由于中国封建社会官本位思想的长期影响，像李时珍这样一位受人尊敬爱戴的医药学家，只能以被世俗看不起的"方伎"在史志文献中记录寥寥数语。

最早记载"李时珍传"的文史学者，是清代著名的文学家顾景星（1621~1687年），顾氏系明末贡生，蕲州人（今湖北省蕲春县）。著有《白茅堂集》46卷、《白茅堂祠》1卷、《读史集论》9卷等，顾景星出生时，李时珍已逝世了28年之久。"李时珍传"散见于各种《蕲州志》《黄州府志》《湖广通志》等之中，这些"李时珍传"均注明其作者是清代顾景星。而顾景星著《白茅堂集》[5]中所收录的《李时珍传》文字与卢纮《蕲州志》卷十[6]的文字大致相同，略有些差异。细考两段"李时珍传"，认为对"李时珍生卒年日"比较有意义的文字记述均为"时珍生，白鹿入室，紫芝产庭。幼以神仙自命。年十四补诸生。"和"年七十六，预定死期，为遗表授其子建元。"而《白茅堂集》中记载："顾景星曰……惟《本草纲目》行世，蒐罗万世、采访四方，始于嘉靖壬子，终于万历戊寅，凡二十八年书成。"

清代文学家顾景星给李时珍写传，最早被收载入1664年出版的《蕲州志》和1704年出版的《白茅堂集》，李时珍于1593年逝世至1664年有长达70年之久，在这70年期间尚未发现有历史史料对李时珍的生平作过任何记载，哪怕是一言半语，更别说李时珍生卒年日。自顾景星开始，清代、民国时期和中华人民共和国成立后，有不少学者给李时珍写传，据王剑编著的《李时珍大传》一书所附录的具有史学价值的《李时珍传》共有十四部，[7] 为研究李时珍生平提供了非常难得的史实文献，但均未提及李时珍生卒之年日。

考康熙年间王鸿绪奉敕撰编的《明史稿·列传》，其中所载"李时珍"内容没有生卒之年，更无日月。[8]

再考清代雍正四年（1726 年），陈梦雷等编的《古今图书集成医部全录·医术名流列传》中的"李时珍传"内容是按《明外史·本传》中载录，详考其内容，没有李时珍生卒年月。[9]

清代乾隆四年（1739 年），张廷玉等根据王鸿绪的《明史稿》再编撰的《明史·方伎传》的"李时珍传"属正史，所载李时珍生平简短精炼，与王鸿绪的《明史稿》几乎一致，亦承顾景星之撰。[10] 并没有李时珍生卒时间的记载。

另据郑伯成、张月生编注的《李时珍家传选注》一书把散在有关历史文献中的李时珍从其父辈李言闻开始及其以下八代子孙的传记进行汇集，共有二十多人次，并作编注。从这些汇编资料中检考，均无李时珍生卒及其年日的记录，但是《李时珍家传选注》记载英启修的《黄州府志》有载其生卒之年，该书认为《黄州府志》中"李时珍家传"有李时珍"生于明正德戊寅，卒于万历癸巳，世居蕲州东门瓦屑坝。"的记述。[11]

但是值得关注的是，笔者详细查考清代光绪十年（1884 年），由英启修[12]、邓琛纂的《黄州府志》中有关"李时珍"记载内容，并未见该文献中有"李时珍家传"，在所载"李时珍"文字中，未见有《李时珍家传选注》一书中有李时珍"生于明正德戊寅，卒于万历癸巳，世居蕲州东门瓦屑坝。"的记载。那么，《李时珍家传选注》的"李时珍家传"所载李时珍"生于明正德戊寅，卒于万历癸巳，世居蕲州东门瓦屑坝。"

究竟出自何处？有待进一步考证。

3. 从有关文博物品中查考李时珍的生卒时间

自 1953 年以来，文史学术界多认为李时珍生于明正德十三年，即 1518 年，卒于明万历二十一年即 1593 年。据许多学者的研究和近 30 年出土文物考证，李时珍逝世于 1593 年是比较可靠的，从李建元"进本草纲目疏"中可知，李建元于 1596 年 11 月 11 日进呈，11 月 18 日神宗圣旨："书留览，礼部知道，钦此"，又从李建元墓志铭文可知："上嘉其志，留贮秘阁，仍敕礼部颁行合公爵，公又不受衔，赠以忠孝名儒"。这说明李建元是在居丧三年期满之后遵父遗命赴京献呈《本草纲目》的，由此可推知李时珍是在 1593 年秋季逝世的。在李时珍陵园里，李时珍的墓碑碑文清晰刻记其子孙立碑的准确时间是"万历癸巳中秋吉"，则更进一步佐证李时珍辞世的时间是 1593 年，至于有学者认为李时珍不一定是卒于立碑之年，但是依据不足。

如果说李时珍的逝世时间是 1593 年的话，反推之，李时珍的出生之年必定是 1518 年，即明代正德十三年。最早给李时珍写传的清代顾景星在《白茅堂集》李时珍的传文中言李时珍"年七十六，预定死期"。[5] 李时珍寿长是七十六岁，应该是没有争议的。特别是顾景星家族与李时珍的家族交谊深厚，过从甚密。顾氏《白茅堂集》中"顾桂岩家传附李言闻传"中载："言闻卒，桂岩公哭之恸。子时珍亦以孝闻，师日岩公"。[5] 顾日岩名问，弟桂岩，名阙，都是明代理学名家，均为明代嘉靖年间进士，均曾讲学于蕲州阳明和崇正两书院，日岩是顾景星的伯祖，桂岩是其祖父。顾景星所写的李时珍传文多从其父辈和祖上言传中所获知的。顾景星还在李时珍传文中言："余儿时闻先生轶事"，这说明李时珍寿长 76 岁是准确无误的，无可争辩，由此推知李时珍的出生之年是明代正德十三年。亦有学者推定李时珍是生于明代正德十年（1515 年），卒于明代万历十八年（1590 年），这就有待更多的文博史料收集佐证，还是值得李时珍研究学者的高度重视的。

1981 年，与李时珍有关的一批珍贵文物最近在他的故乡——湖北蕲春县被发现，重要的有：李时珍所著的《豆科》书一套三本，系一百多年前的木刻版本；刻有李时珍写的中药炮制理论著作的石碑一块；明代皇帝赐封李时珍"太医院郎中称号"的石碑一块；刻有李时珍全家历史简传的石碑一块；李时珍生前打水煎药的"明月太清池古井一口"等。这些文博物品均已珍藏于李时珍纪念馆和李时珍医史文献馆内，细查所载录内容，并未有李时珍生卒年日。

1986 年 12 月中旬，李时珍纪念馆李从喜、张月生等人从蕲州打鼓台村路过，在一水池旁边见到一块残碑，经确认是李时珍之子李建元墓志铭残碑。从碑文可辨认出："公生于嘉靖甲辰年七月十三日申时，卒于万历二十六年十二月三十日辰时。"该碑作为馆藏文物存放在李时珍纪念馆中。现在网上盛传的李时珍的生日为"7 月 13 日"之说很可能是有人将李时珍之子李建元的生日误作李时珍出生之日。全国政协委员、湖北省卫生和计划生育委员会主任杨云彦在全国政协会议期间提出建议：为进一步加强中医药文化建设，将明代医药学家李时珍的出生日期（7 月 13 日）设立为我国中医药传统文化日。[13] 杨云彦委员这一建议对于弘扬中医药文化，发展中医药事业意义重大，但是李时珍的出生日期（7 月 13 日）之说依据不足。

随着更多有关李时珍文博品物的发掘，一定会更准确地揭开李时珍生卒年日之谜。

4. 从有关专家学者研究中查考李时珍生卒时间

近代有不少专家学者对李时珍的生卒时间作过考证，多因史料不足，证据不凿，在对李时珍生平介绍中，均予回避。吴云瑞先生于 1942 年撰著过《李时珍传略注》，[14] 他综合清代顾景星的李时珍传，历版《蕲州志》对李时珍的记载而写成，仅有 430 多字，独未载明李时珍的生卒年日。

据报道，吴云瑞先生推断李时珍的生卒年为 1522~1596 年。其后，1953 年我国医史学家范行准先生也大致同意吴氏的推断，认为李时珍生卒之年为 1521~1596 年，[15] 但均只有推断出的生卒年份，而没有生卒之日月。

新中国成立后，最早全面系统研究李时珍学者当数张慧剑先生，记者出身的他于 20 世纪 50 年代初，亲自到李时珍的故乡湖北蕲州实地考证，并于 1954 年出版了 4 万字的《李时珍》一书，该书后经改编成为电影《李时珍》的主要素材。在该书中，张先生明确提出李时珍生于明正德十三年（1518 年）、卒于万历二十一年（1593 年）这两个年份，[16] 但是没有提及具体出生日月和逝世日月。

著名的医史学家王吉民先生专门研究了"李时珍先生年谱"，王先生学术态度严谨踏实，处处均有可靠的依据，从不臆断。王先生于 1955 年就开始研究李时珍有关史实，对于李时珍生卒年月确无精确的记录，但他根据当时所发现的李时珍墓碑系立于万历癸巳年，即 1593 年，以此推算出李时珍生于正德十三年（1518 年），卒于万历二十一年（1593 年）。[17] 王氏所考也只有生卒之年份，亦无生卒之日月。其后的陈存仁先生于 1982 年所发表的"李时珍先生年谱"[18]与王吉民先生研究出的年谱几乎一样，只是字句稍有变动，没有新的史实发现。

中国周易研究会首任会长，武汉大学唐明邦教授于 1991 年撰著《李时珍评传》一书，在书中唐氏认为李时珍生于明武宗正德十三年（1518 年），卒于明万历二十一年（1593 年），唐氏首次把明代李时珍在世时所发生的大事与"李时珍年表"进行了联系。[19]唐氏深谙易学，也没有提及李时珍生卒的日月，认同学术界公认的李时珍于 1518 年生和于 1593 年卒。

湖北中医药大学李裕教授对李时珍的生卒年代和出身家世进行过考证，并推定认为李时珍生于正德十年（1515 年），卒于万历十八年（1590 年）。李氏并编著了《李时珍和他的伟大贡献》，在书中亦坚持他对李时珍生卒年份的推定，[20]作者没有对李时珍生卒年份之日月有所提及。

已故湖北省中医药研究院钱远铭研究员开展了对李时珍的研究专题，并综合了新中国成立后国内外对李时珍研究方面的成果，主编了《李时珍史实考》《李时珍研究》等学术研究著作，钱氏认同李时珍生于明武宗正德十三年（1518 年）、卒于明万历二十一年（1593 年）这两个生卒年份，[21]至于李时珍的出生日月只字未提。

中国中医科学院医史文献所李经纬教授对李时珍生平作了研究考证，并撰写了"李时珍生平疏证"，李教授认为将李时珍出生之年确定在 1518 年是比较可信的。[15]

湖北中医药大学教授、国医大师李今庸先生对湖北医药发展史作了系统的整理研究，主编了《湖北医学史稿》一书，重点对李时珍生平、著作、学术思想和科学成就作了概述，对于李时珍生卒时间认为"约生于公元 1518 年至 1593 年（一说生卒年限为公元 1515 年至 1590 年），享年 76 岁。"[22]

由北方文艺出版社（哈尔滨）于 2009 年 1 月出版的《李时珍传》，该书共有 50 章，在该书的第一章的第一段的第一句就言："明嘉靖二年（公元 1523 年）农历五月二十六日，这天正是李时珍的六岁生日。"[23]作者告知李时珍生于明武宗正德十三年农历五月二十六日，即今之新历公元 1518 年 7 月 13 日。细读全书 54 万字，50 章共记叙有 100 个故事，除第 48、49 章的故事情节有一定的史实依据外，其他的 47 章共 94 个故事均为作者虚构。笔者试图与该书作者黄浩明先生及北方文艺出版社联系，以弄清黄先生从何种文献资料中得来的李时珍出生时间，未获成功，笔者还将继续追踪这一文化信息。作为文学作品，作者写作的目的非常明确，是弘扬李时珍精神，传承中医药文化，但是戏说李时珍，又为历史留下了新的悬疑。

学者叶贤恩先生于 2013 年编著了《李时珍全传》，该书对有关李时珍史实作了概述，但叶氏提出了李时珍生于 1516 年和卒于 1593 年，李时珍寿长 78 岁。[24]叶氏所提出的李时珍生于 1516 年这个年份，在学术界尚未有学者认同，叶氏所提的这个观点不知有何史实依据，不得而知，在书中也未列示。

在百度"李时珍"词条下有"出生日期：1518 年 7 月 3 日（正德十三年戊寅五月廿六日）"的记载。暨南大学药学院岭南传统中药研究中心主任曹晖教授认为："在《明外史·本传》中有李时珍传，记录其生日为明武宗正德十三年五月二十六日（儒略历 1518 年 7 月 3 日，合新历 7 月 13 日）"，但我们查到的《明史》和《明外史》均未见有此记载。

5. 讨论

李时珍对我国中医药发展的贡献是无与伦比的，但是因历史条件的限制，李时珍的科学成就未被明、清朝代充分认识，仅在民间广为传播与影响，李时珍在科技文化界未能得到应有的关注，《本草纲目》反而对日本、韩国及欧美许多国家的科技进步与发展发挥了巨大的促进作用，并先后被翻译成日、韩、法、英、俄、德、拉丁等多国文字出版。李时珍的《本草纲目》在其逝世后到中华人民共和国成立之前的 350 多年间里，几乎未见有深入研究李时珍和《本草纲目》的成果出现，也极少有对李时珍的生平进行记载，仅仅只有在李时珍逝世 70 年之后，清代顾景星撰写的"李时珍传"在康熙《蕲州志》（1664 年）和其《白茅堂集》中有载，再其后近 300 年的历史文献多是节摘顾氏所撰，几乎没有新的史学价值，更别说有关李时珍的生卒年日的载录。要凭仅存于历史文献中极为精少的文字记述，来研究李时珍这位伟大人物的生卒时间，甚至其不平凡的一生，是极其困难的。现综合以上四个方面所述，笔者认为：

5.1 关于李时珍的生卒年份。生于明正德戊寅，卒于万历癸巳。即生于 1518 年，卒于 1593 年，这一时间普遍是认可接受的。虽然也有生卒年限为公元 1515 年至 1590 年之另说，但是在没有发现民国时期或者更早的权威史料记载，及其更为有力的文博物品等来否定李时珍的生卒年份这一时间，将李时珍的生卒年份定为"生于明正德戊寅，卒于万历癸巳"，[11] 应该是没有疑问的。现代医史学研究者大都公认李时珍的这一生卒年份。

5.2 关于李时珍的出生日月。李时珍生于正德十三年（1518 年）、卒于明万历二十一年（1593 年），仅仅是从有关文博物品和学者研究成果中去推断出的李时珍是这一生卒年份。但是李时珍究竟是哪一个月份日子出生的呢？哪一个日子逝世的呢？遍查有关史载和研究，几无可供探寻的依据。值得推敲的是顾氏《白茅堂集》中有言："时珍生，白鹿入室，紫芝产庭。"[5]这句话提醒后学者：李时珍出生时发生的一动物（白鹿）、一植物（紫灵芝）两种自然现象，这两种现象预告此时的季节在当时的蕲州是春夏之交，即现在的5至6月之间。至于说李时珍逝世的季节如上所言当为秋季，这也被史学界所公认。李时珍出生、逝世的具体哪一天，尚无任何推算的历史依据，哪怕是一两句字词语气！

5.3 关于李时珍出生时间新说。最近在网上流传李时珍的生日是1518年7月3日，在百度上搜索到李时珍条目下，也有这样的记载："出生日期：1518年7月3日（正德十三年戊寅五月廿六日）"，但目前尚未找到确切的依据。李时珍的这一生日新说不知是否与黄浩明先生所编的《李时珍传》有关，值得怀疑。另据曹晖教授发现《明外史·本传》有载李时珍生于明"武宗正德戊寅十三年农历五月二十六日"，即儒略历1518年7月3日，合新历7月13日。曹教授的这一发现有待进一步查阅原始文献考证。如果《明外史·本传》有李时珍出生时间的准确记载的话，这可是我国历史文献中首载李时珍出生时间的史料，极为珍贵难得，无疑随之可以揭开李时珍出生时间500年之谜。

5.4 关于有重大纪念意义之日。鉴于李时珍所作出的巨大历史贡献，对李时珍《本草纲目》具有纪念意义的日子有：王世贞为《本草纲目》题序的时间"万历岁庚寅春上元日"，即公元1590年农历正月十五日；李建元"进《本草纲目》疏"

的时间"万历二十四年（公元 1596 年）十一月十一日进呈。十八日奉圣旨：书览礼部知道，钦此"；郭沫若先生两次为李时珍题词时间分别为 1956 年 2 月、1963 年 12 月 14 日；邓小平同志为李时珍纪念馆、李时珍药物馆题写馆名的时间是 1987 年 7 月 8 日；联合国教科文组织于 2011 年 5 月 26 日将李时珍《本草纲目》入选为《世界记忆名录》；[25]蕲春县委、县政府自 1991 年至今已召开了 26 届中国湖北李时珍医药节药交会，时间多在 10 月 26 日左右等。

6. 结语

李时珍生于明正德十三年（1518 年），卒于万历二十一年（1593 年），几乎得到学界公认，生于 1518 年春夏之交，卒于 1593 年之秋，学界也能接受，但是具体是什么日子，由于年代久远，资料缺失已无从考证。虽然近期有"1518 年 7 月 3 日"之说，但是此说在尚未查证到有价值的史料来证实，况且"明正德十三年农历五月二十六"是新历 1518 年 7 月 13 日，我们建议只能把"农历五月二十六"作为李时珍诞辰日期的一个可能的选择之一。对于李时珍《本草纲目》有重要纪念意义的日子较多，多不宜或不便作李时珍诞辰纪念之日，值得学术界关注的是《本草纲目》入选世界记忆名录的日子，准确说《本草纲目》被选定的时间是 2011 年 5 月 26 日。5 月 26 日与顾景星所载的"时珍生，白鹿入室，紫芝产庭"相吻合，与网上盛传的"农历五月二十六"与新历的 5 月 26 日，一阴历一阳历，阴阳相合。《本草纲目》入选的这个日子本身就具有纪念意义，离清明时节最近，刚祭家祖、再祭医祖，很有传统文化意义。更为难得的是这个日子是蕲春县委、县政府每年召开"李时珍蕲艾文化节"的时期。

因此，笔者认为如果李时珍生出生时间有确凿的历史文献记载，那是当然的李时珍诞辰纪念日，绝无争议；但是在没有发现重大史实凭据前，建议可将每年的"新历 5 月 26 日"定为李时珍诞辰纪念日，同时建议将每年的"10 月 26 日"定为李时珍的逝世纪念日，相信是应该能够得到学界认同的。

参考文献

[1]　明·李时珍.金陵本《本草纲目》影印本（上、下书函）[M].上海：上海科学技术出版社，1993.

[2]　明·李时珍.夏良心，张鼎思序刊《本草纲目》江西本 [M].北京图书馆珍藏，书号：18976.

[3]　王剑.金陵本《本草纲目》在海内外 420 年来翻刻考记[J].亚太传统医药，2015，11（11）：5.

[4]　潘吉星.《本草纲目》之东被及西渐 // 钱超尘，温长路.李时珍研究集成 [C].北京：中医古籍出版社，2003：46-68.

[5]　清·顾景星.白茅堂集卷之三十八 [M].福建省图书馆藏刻本.1704（清康熙四十三年）.

[6]　清·顾景星.李时珍传 // 卢纮纂《蕲州志》卷之十《艺文》.1664（清康熙三年）.

[7]　王剑.李时珍大传 [M].北京：中国中医药出版社，2011：440-453.

[8]　清·王鸿绪.《明史稿·列传》卷一百七十六 [M].敬慎堂刻本.1722（清康熙六十一年）.

[9]　清·陈梦雷.《古今图书集成医部全录·医术名流列传》第十二册 [M].北京：人民卫生出版社，1962.

[10] 清·张廷玉.《明史·方伎传》卷二百九十九［M］.1739（清乾隆四年）.

[11] 郑伯成，张月生.李时珍家传选注［M］.北京：中国文联出版社，2001.

[12] 清·英启修，邓琛纂.光绪十年（1884年）黄州府志·卷二十五［M］.台北：成文出版社，1976.

[13] 人民网北京2014年3月6日电，杨云彦委员在中国人民政治协商会议第十二届全国委员会上发言.

[14] 吴云瑞.李时珍传略注［J］.中华医学杂志，1942，28（10）：356-360.

[15] 李经纬.李时珍生平疏证//王剑.李时珍学术研究［C］.北京：中医古籍出版社，1996：1-2.

[16] 张慧剑.李时珍［M］.上海：华东人民出版社，1954.

[17] 王吉民.李时珍先生年谱［J］.药学通报，1955，3（8）：342.

[18] 郎需才，王吉民，陈存仁.《李时珍先生年谱》评注//王剑.李时珍学术研究［C］.北京：中医古籍出版社，1996：15-26.

[19] 唐明邦.李时珍评传［M］.南京：南京大学出版社，1991.

[20] 李裕.李时珍和他的科学贡献［M］.武汉：湖北科学技术出版社，1985：14.

[21] 钱远铭.李时珍史实考［M］.广州：广东科技出版社，1988：69，1-15，23-24.

[22] 李今庸.湖北医学史稿［M］.武汉：湖北科学技术出版社，1993：67.

[23] 黄浩明.李时珍传［M］.哈尔滨：北方文艺出版社，2009：7.

[24] 叶贤恩.李时珍全传［M］.武汉：湖北科学技术出版社，2013：324（附录一）.

[25] 联合国教科文组织网站，2011年5月23-26日.在英国曼彻斯特召开的联合国教科文组织会议上《本草纲目》成功入选《世界记忆名录》.

（注：本文在《时珍国医国药》杂志2017年第1期220~223页上发表）

附录四 李时珍家族世系表

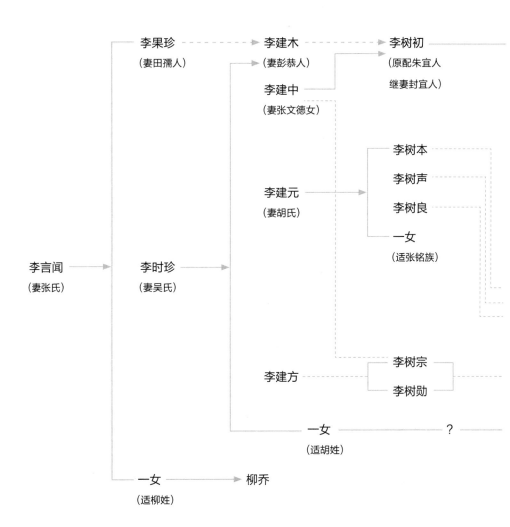

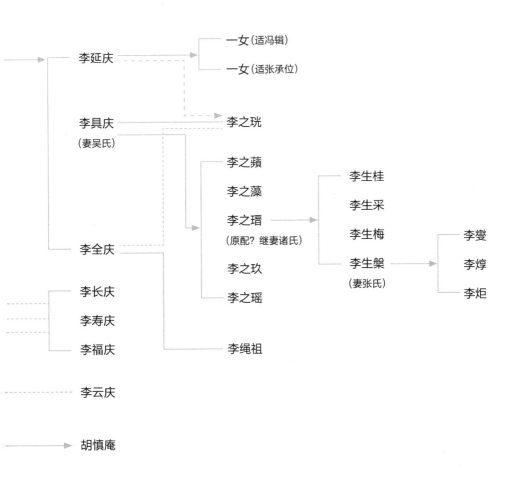

李延庆 —— 一女（适冯辑）
　　　　一女（适张承位）

李具庆 ————→ 李之珖
（妻吴氏）

　　　　　　李之蘋
　　　　　　李之藻
　　　　　　李之瑶 ——→ 李生桂
　　　　　　（原配？继妻诸氏）　李生采
李全庆 —————　　　　　　李生梅
　　　　　　李之玖　　　　李生槃 ——→ 李燮
　　　　　　李之瑶　　　　（妻张氏）　李焞
　　　　　　　　　　　　　　　　　　李炬

李长庆
李寿庆
李福庆 ———— 李绳祖

李云庆

胡慎庵

注：———→ 表示已定关系

- - - - -→ 表示承继关系

············· 表示未定关系

主要参考文献

[1] 明·李时珍.本草纲目 [M].刘衡如，校点.北京：人民卫生出版社，1982.

[2] 刘衡如，刘山永，钱超尘，等.《本草纲目》研究 [M].北京：华夏出版社，2009.

[3] 明·李时珍.金陵本《本草纲目》影印本（上、下书函）[M].上海：上海科学技术出版社，1993.

[4] 明·李时珍.《本草纲目》江西本 [M].夏良心，张鼎思序刊.北京图书馆珍藏，书号：18976.

[5] 明·李时珍.金陵本《本草纲目》影印本 [M].大阪：日本大阪オリエント出版社，1992.

[6] 明·李时珍.金陵初刻本校注《本草纲目》[M].尚志钧，何任，校注.合肥：安徽科学技术出版社，2001.

[7] 明·李时珍.金陵本《本草纲目》新校正 [M].钱超尘，温长路，赵怀舟，等校.上海：上海科学技术出版社，2008.

[8] 明·李时珍.《本草纲目》新校本 [M].刘衡如，刘山永，校注.北京：华夏出版社，2002.

[9]　　中国中医科学院图书馆.馆藏中医线装书目［M］.北京：中

医古籍出版社，1986：78.

[10]　　中国古籍善本书目编辑委员会.中国古籍善本书目子部［M］.

上海：上海古籍出版社，1994.

[11]　　清·卢纮纂.《蕲州志》卷之十《艺文》［M］.书林凌济

之梓.1664（清康熙三年）.

[12]　　清·英启修，邓琛纂.光绪十年（1884 年）黄州府志·卷

二十五［M］.台北：成文出版社，1976.

[13]　　清·封蔚祁.蕲州志［M］.麟山书院刻本.1882（清光绪八年）.

[14]　　清·钱鉴.蕲州志［M］.蕲春县地方志办公室重刊（2009

年）.1755（清乾隆二十年）.

[15]　　清·顾景星.白茅堂集卷之三十八［M］.福建省图书馆藏刻

本.1704（清康熙四十三年）.

[16]　　清·张廷玉.《明史》卷二百九十九“方伎”《李时珍传》

［M］.1739（清乾隆四年）.

[17]　　王吉民.李时珍先生年谱［J］.药学通报，1955，3（8）：

342.

[18] 中国药学会药史学会.李时珍研究论文集[C].武汉：湖北科学技术出版社，1983.

[19] 王剑，罗上武，梁顺堂，等.世界文化名人李时珍[M].上海：上海科技文献出版社，2001.

[20] 王剑.李时珍大传[M].北京：中国中医药出版社，2011.

[21] 李经伟.中医人物词典[M].上海：上海辞书出版社，1988.

[22] 尚志钧.《本草纲目》版本简介[J].安徽中医学院学报，1988，7（4）：451.

[23] 钱远铭.李时珍史实考[M].广州：广东科技出版社，1988.

[24] 李裕.李时珍和他的科学贡献[M].武汉：湖北科学技术出版社，1985.

[25] 李时珍文献展览会组委会.李时珍文献展览会的介绍[J].中华医史杂志，1955，（1）：1.

[26] 钱超尘，温长路.李时珍研究集成[M].北京：中医古籍出版社，2003.

[27] 达尔文.动物和植物在家养下的变异[M].卟笃庄.方宗熙，译.北京：科学出版社，1958.

[28] 宫下三郎.《本草纲目》附图考[J].于文忠，译.国外医学.中医中药分册，1982，4（3）：50.

[29] 李志庸，张国骏.《本草纲目》大辞典[M].济南：山东科学技术出版社，2007.

[30] 潘吉星.中国文化之西渐及其对达尔文的影响[J].科学，1959，35（4）：211-222.

[31] 潘吉星.《本草纲目》之东被及西渐[J].药学通报，1983，（10）：11-18.

[32]　　陈新谦.《本草纲目》及其后续性著作［J］.药学通报，1982，（9）：38-42.

[33]　　李今庸.湖北医学史稿［M］.武汉：湖北科学技术出版社，1993.

[34]　　明·李时珍.濒湖脉学奇经八脉考［M］.柳长华，校注.北京：中国中医药出版社，2011.

[35]　　明实录·明神宗实录卷三百五十八［M］.台北：研究院历史语言研究所校印，1962.

[36]　　清·包诚，耿世珍辑.十剂表、本草纲目别名录［M］.北京：中医古籍出版社，1982.

[37]　　王剑.金陵本《本草纲目》在海内外 420 年翻刻考记［J］.亚太传统医药，2015，11（1）：5-11.

[38]　　王剑.金陵本《本草纲目》初刻本之真貌考辨［J］.中药材，2015，9：1980-1985.

[39]　　王剑.论《本草纲目》的文化内涵［J］.时珍国医国药，2016，12：2983-2987.

[40]　　高毓秋.《本草纲目》东渡记［J］.医古文知识，1999，16（4）：18.

[41]　　王少丽.《本草纲目》在日本的传播及对日本本草学的影响[J].长春中医学院学报，1998，14（4）：59.

[42]　　李载荣.《本草纲目》版本流传研究［D］.北京：北京中医药大学，2004.

[43]　　周敏.《本草纲目》在日本江户时代的传承及影响研究［D］.北京：中国中医科学院中国医史文献研究所，2009.

[44]　　刘克申.日本江户时代的传统医学教育［J］.医古文知识，1999，16（2）：20.

［45］　加藤久幸.日本江户时期医学考证学派及其代表著作［J］.
　　　　浙江中医杂志，2003，（11）：502.

［46］　中国中医研究院图书馆.全国中医图书联合目录［M］.北京：
　　　　中医古籍出版社，1991.

［47］　丹波元胤.中国医籍考［M］.北京：人民卫生出版社，
　　　　1983.

［48］　张慧剑著，蒋兆和图.李时珍［M］.上海：华东人民出版社，
　　　　1954.

［49］　刘柏涵.关于李时珍生卒的探索［J］.中华医史杂志，
　　　　1955，（1）：1.

［50］　王吉民.李时珍先生年谱［J］.药学通报，1955，3（8）：
　　　　342.

［51］　胡长鸿.从《本草纲目》看我国古代在药剂学上的成就（一、
　　　　二、三、四、五）［J］.中药通报，1956，（5）：90，（6）：
　　　　141，（8）：222，（9）：13，（10）：62.

［52］　王吉民.李时珍文献参考资料汇目［J］.上海中医杂志，
　　　　1957，（3）：46.

［53］　王嘉荫.本草纲目的矿物史料［M］.北京：科学出版社，
　　　　1957.

［54］　苏宏汉.论李时珍本草纲目的植物种类及其学名之厘订［J］.
　　　　华中师范大学学报（自然科学版），1964，（2）:91-106.

［55］　黄胜白.《本草纲目》现行版本的研讨［J］.药学通报，
　　　　1964，10（5）:235.

［56］　蔡景峰.试论李时珍及其在科学上的成就［J］.科学史集刊，
　　　　1964，（7）:64.

［57］　吴熙载.《本草纲目》对动物学的贡献［J］.武汉大学学报（理

学版），1975，（3）:7-14.

[58]　黄胜白，陈重明.《本草纲目》版本的讨论[J].植物分类学报，

1975，（4）:51.

[59]　《本草纲目简编》小组.本草纲目简编［M］.武汉：湖北人

民出版社，1978.

[60]　陈存仁.李时珍先生年谱［J］.中华医史杂志，1982，12

（2）:75.

[61]　陕西省中医药研究院.本草纲目附方分类选编［M］.北京：

人民卫生出版社，1982.

[62]　钱远铭.李时珍研究［M］.广州：广东科技出版社，1984.

[63]　马继兴，胡乃长.《本草纲目》刻版简录［J］.中医杂志，

1984，（8）:57-60.

[64]　邓明鲁，高士贤.《本草纲目》中动物药本草学研究概况［J］.

吉林中医药，1984，（5）:34-36.

[65]　张梁森.李时珍濒集简方［M］.武汉：湖北科学技术出版

社，1986.

[66]　梅全喜.日本医药代表团访问李时珍故乡[J].中华医史杂志，

1987，17（1）: 47.

[67]　梅全喜.李约瑟访问李时珍故乡［J］.大众中医药，1987，

（1）: 6.

[68]　梅全喜.难波恒雄教授参观访问李时珍故乡[N].中药事业报，

1987-11-30（7）.

[69]　梅全喜.纪念李时珍诞辰 470 周年——将有两个大型学术会

议分别在北京和蕲春召开［N］.中药科技报，1988-8-6（1）.

[70]　梅全喜.《本草纲目》植物部分校正条初探[J].浙江中医杂志，

1988，（2）: 59-60.

［71］ 梅全喜.建国以来纪念李时珍活动大事记（一、二）［J］.
杏苑中医文献杂志，1989，（2-3）：17.

［72］ 梅全喜.建国以来纪念李时珍活动大事记（1-5）［J］.时珍
国医国药，1996，（1-5）：扉页.

［73］ 梅全喜.药海撷菁——梅全喜主任中药师从药二十年学术论
文集［C］.北京：中医古籍出版社，2004.

［74］ 唐明邦.本草纲目导读［M］.成都：巴蜀书社，1989.

［75］ 杨孝麒.本草纲目选译［M］.长沙：湖南科学技术出版社，
1989.

［76］ 尚志钧，林乾良，郑金生.历代中药文献精华［M］.北京：
科学技术文献出版社，1989.

［77］ 陈重明.《本草纲目》对我国植物学研究的贡献（一、二、三）
［J］.中药材，1990，（1、2、3）:37-38.

［78］ 王绪前.《本草纲目》新增药物意义探析［J］.浙江中医药
大学学报，1990，14（2）:35-36.

［79］ 余彦文，余明海.李时珍述药菜谱［M］.武汉：湖北科学技
术出版社，1991.

［80］ 梅全喜.蕲春将举办李时珍医药节［N］.中药科技报，
1991-9-16（1）.

［81］ 梅全喜.《李时珍与本草纲目》首映式在京举行［N］.中医
药信息报，1992-6-20（1）.

［82］ 梅全喜.缅甸卫生部传统医药局局长到李时珍故乡考察访问
［N］.中医药信息报，1992-8-1（1）.

［83］ 梅全喜.蕲州药志［M］.北京：中医古籍出版社，1993.

［84］ 梅全喜.《本草纲目补正》［M］.北京：中医古籍出版社，
1993.

［85］ 谢宗万，唐晓军.《本草纲目》"释名"对中药品种考证的
        重要意义［J］.时珍国药研究，1993，（3）:1-3.

［86］ 郝近大，谢宗万.对《本草纲目》"集解"用于药物品种考
        证的体会［J］.中国药学杂志，1993，（9）：521-523.

［87］ 陈贵延.本草纲目通释［M］.北京：学苑出版社，1993.

［88］ 梅全喜.《本草纲目》药物分类补正建议［J］.中药材，
        1995，18（1）：50.

［89］ 梅全喜.《本草纲目》部分药物性味问题［J］.中药材，
        1995，18（3）：159.

［90］ 梅全喜.《本草纲目》药物毒性议［J］.中药材，1995，18
        （7）：374.

［91］ 王剑.李时珍学术研究［M］.北京：中医古籍出版社，
        1996.

［92］ 朱盛山，钟瑞建，石冀雄，等.本草纲目用药原理［M］.北
        京：学苑出版社，1996.

［93］ 朱盛山，黄长美，石冀雄，等.本草纲目特殊制药施药技术［M］.
        北京：学苑出版社，1996.

［94］ 李从明.本草纲目字词句研究［M］.上海：上海中医药大学
        出版社，1998.

［95］ 朱保华，徐利华.名医李时珍与《本草纲目》［M］.北京：
        中国中医药出版社，1998.

［96］ 梅全喜.试论李时珍对艾叶的认识和应用［J］.中医文献杂志，
        1998，（1）：15-18.

［97］ 郑金生.本草纲目索引［M］.北京：人民卫生出版社，
        1999.

［98］ 梅全喜.艾叶［M］.北京：中国中医药出版社，1999.

[99]　　　谢宗万.本草纲目药物彩色图鉴［M］.北京：人民卫生出版社，2000.

[100]　　宋光锐.李时珍和蕲州［M］.武汉：武汉出版社，2001.

[101]　　李时珍著.本草纲目 COMPENDIUM OF MATERIA MEDICA（全 6 册）［M］.罗希文，译.北京：外文出版社，2003.

[102]　　张瑞贤.走进本草纲目之门［M］.北京：华夏出版社，2006.

[103]　　陈中文，许正清，韩进林.千古人杰李时珍［M］.北京：大众文艺出版社，2009.

[104]　　王剑.医圣李时珍秘方大典［M］.武汉：湖北科学技术出版社，2010.

[105]　　梅全喜，石川晶.新中国における李時珍の研究史——過去 60 年のあゆみ［J］.薬史学雑誌（日本），2012，47（2）：103-110.

[106]　　赵中振.读本草说中药［M］.北京：中国中医药出版社，2014.

[107]　　郑金生，张志斌.本草纲目导读［M］.北京：科学出版社，2016.

[108]　　张志斌，郑金生.《本草纲目》整理研究的再思考［J］.中医杂志，2016，（22）：1896-1900.

[109]　　王剑，梅全喜，赵中振，等.李时珍的生卒时间存疑再考——写在纪念李时珍诞辰 500 周年之前［J］.时珍国医国药，2017，28（1）：220-223.

[110]　　戴卫波，梅全喜.《本草纲目》对中药安全合理应用的贡献[J].时珍国医国药，2017，28（4）：963-965.

［111］　张志斌，郑金生校点.本草纲目影校对照·药图与序例［M］.北京：科学出版社，2017.

［112］　张志斌，郑金生校点.本草纲目影校对照·百病主治药［M］.北京：科学出版社，2017.

［113］　梅全喜.艾叶的研究与应用［M］.3版.北京：中国中医药出版社，2017.

［114］　王剑，梅全喜.李时珍《本草纲目》500周年大事记［J］.时珍国医国药，2017，28（12）：3006-3008.

主题词索引

十画

图书在版编目（CIP）数据

李时珍《本草纲目》500 年大事年谱 / 王剑,梅全喜编著 . —北京:人民卫生出版社,2018

ISBN 978-7-117-26036-7

Ⅰ. ①李… Ⅱ. ①王…②梅… Ⅲ. ①《本草纲目》–研究 Ⅳ. ① R281.3

中国版本图书馆 CIP 数据核字（2018）第 021084 号

| 人卫智网 | www.ipmph.com | 医学教育、学术、考试、健康，购书智慧智能综合服务平台 |
| 人卫官网 | www.pmph.com | 人卫官方资讯发布平台 |

李时珍《本草纲目》500 年大事年谱

编　　著:王　剑　梅全喜
出版发行:人民卫生出版社（中继线 010-59780011）
地　　址:北京市朝阳区潘家园南里 19 号
邮　　编:100021
E - mail:pmph @ pmph.com
购书热线:010-59787592　010-59787584　010-65264830
印　　刷:北京盛通印刷股份有限公司
经　　销:新华书店
开　　本:710×1000　1/16　印张:14
字　　数:186 千字
版　　次:2018 年 4 月第 1 版　2018 年 4 月第 1 版第 1 次印刷
标准书号:ISBN 978-7-117-26036-7/R · 26037
定　　价:88.00 元

打击盗版举报电话:010-59787491　E-mail:WQ @ pmph.com
　　（凡属印装质量问题请与本社市场营销中心联系退换）